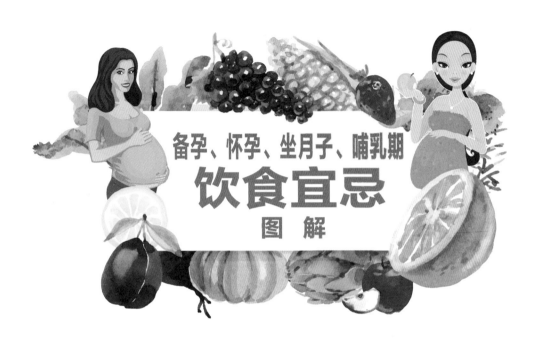

备孕、怀孕、坐月子、哺乳期
饮食宜忌
图 解

胡维勤 主编

U0273702

江西科学技术出版社
· 南昌 ·

图书在版编目（CIP）数据

备孕、怀孕、坐月子、哺乳期饮食宜忌图解 / 胡维勤主编. -- 南昌 ： 江西科学技术出版社，2017.11
ISBN 978-7-5390-6074-3

Ⅰ．①备… Ⅱ．①胡… Ⅲ．①妊娠期－饮食营养学－图解②产妇－饮食营养学－图解 Ⅳ．①R153.1-64

中国版本图书馆CIP数据核字(2017)230026号

选题序号：KX2017062　　图书代码：D17081-101　　责任编辑：邓玉琼 万圣丹

备孕、怀孕、坐月子、哺乳期饮食宜忌图解

BEIYUN、HUAIYUN、ZUOYUEZI、BURUQI YINSHI YIJI TUJIE　　　　　　　胡维勤　　主编

摄影摄像	深圳市金版文化发展股份有限公司
选题策划	深圳市金版文化发展股份有限公司
封面设计	深圳市金版文化发展股份有限公司
出　版	江西科学技术出版社
社　址	南昌市蓼洲街2号附1号　邮编：330009　电话：（0791）86623491　86639342（传真）
发　行	全国新华书店
印　刷	深圳市雅佳图印刷有限公司
开　本	787mm×1024mm　1/24
字　数	256 千字
印　张	10.5
版　次	2017年11月第1版　2017年11月第1次印刷
书　号	ISBN 978-7-5390-6074-3
定　价	39.80元

赣版权登字：03-2017-333

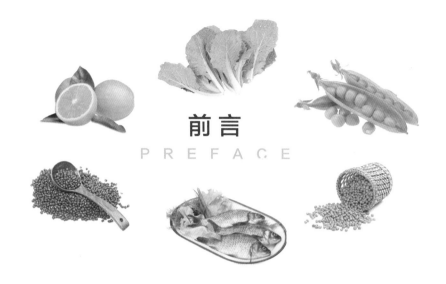

前言

PREFACE

　　年轻的朋友，当你看到这本书时，你一定已经做了人生中最重大的一个决定——准备为人父母。即将迎来生命中全新的旅程，你的内心一定充满了喜悦、期待，同时也难免会有一些焦虑吧？

　　那么，对于快成为妈妈或刚刚成为妈妈的你来说，哪些食物能吃，哪些食物不能吃，这些问题不仅重要，而且对母体和孩子一生的健康都有很大的影响。

　　本书在宜吃的食物中详细介绍了每种食物的性味归经、主要营养素、食疗功效、选购保存等，让孕产妇对每一种食材都了如指掌。针对每一种食材分别推荐了两道实用的营养菜谱，详细介绍其原料及制作过程，并分析每一道菜谱的功效，再配上精美、清晰的图片，让即使是烹调知识并不丰富的备孕妈妈或者准妈妈们，也能成功操作。

　　通过忌吃食物的介绍，备孕妈妈及孕产妇可以清楚了解该种食材不宜吃的原因，以便真正做到日常饮食中规避这些食材，远离这些食物，确保孕产妇的身体健康，孕育出健康、聪明的宝宝。

目录 CONTENTS

Chapter 1 准妈妈，你准备好了吗?

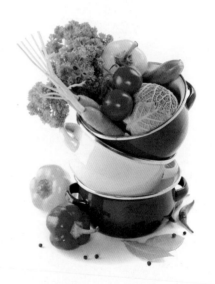

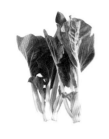 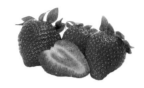 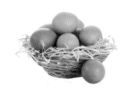 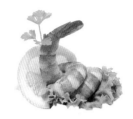

Chapter 2 备孕期的饮食宜忌

Chapter 3 孕早期的饮食宜忌

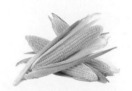
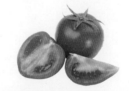
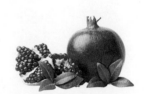
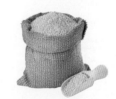

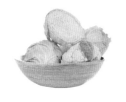 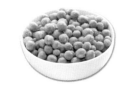 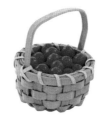 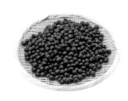

Chapter 4 孕中期的饮食宜忌

Chapter 5 孕晚期的饮食宜忌

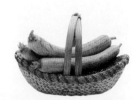
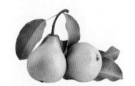
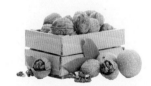
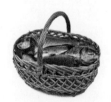

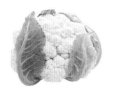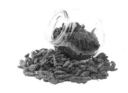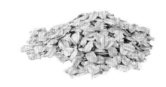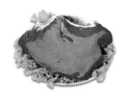

Chapter 6 月子期的饮食宜忌

Chapter 7 哺乳期的饮食宜忌

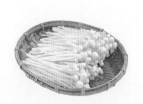
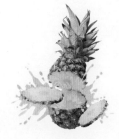
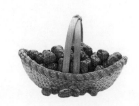
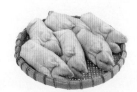

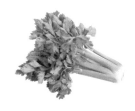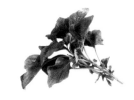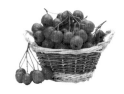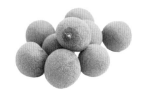

Chapter 8 孕产妇常见症状饮食宜忌

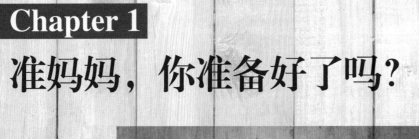

Chapter 1

准妈妈，你准备好了吗？

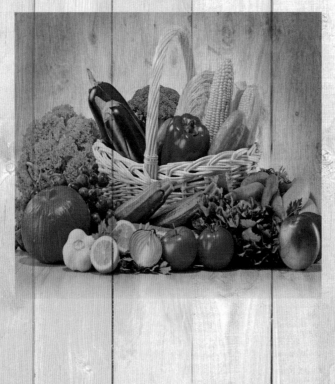

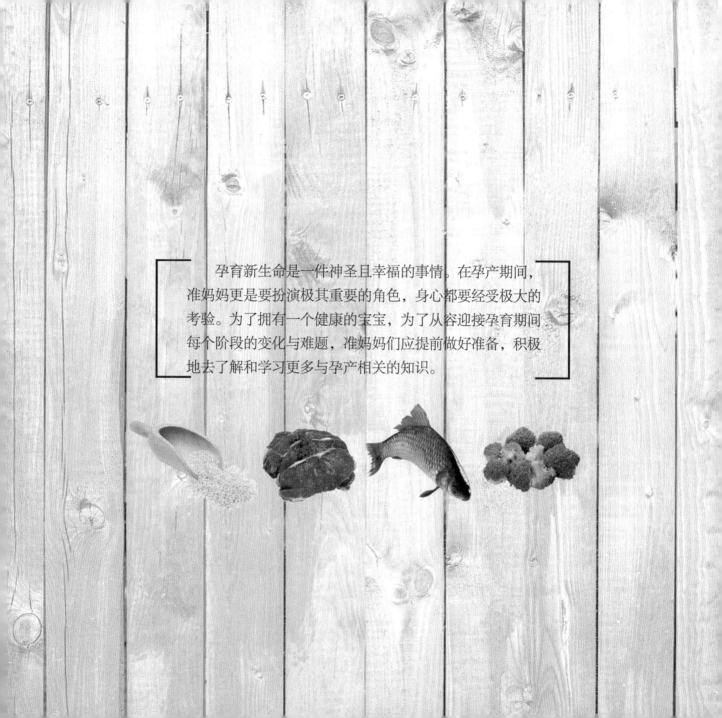

　　孕育新生命是一件神圣且幸福的事情。在孕产期间，准妈妈更是要扮演极其重要的角色，身心都要经受极大的考验。为了拥有一个健康的宝宝，为了从容迎接孕育期间每个阶段的变化与难题，准妈妈们应提前做好准备，积极地去了解和学习更多与孕产相关的知识。

一、如何胜任完美准妈妈

孕育新生命是女性一生中较为复杂、特殊的时期。角色的转换包含着众多的学问，无论是备孕期间还是怀孕期间，都要细心；重视生活小细节，做好充足的准备才能胜任完美准妈妈。

孕前准备真的很重要

饮食调理

有些营养物质需要在人体内储存一定的时间才能发挥作用，因此女性在备孕期适量补充营养物质有利于良好受孕，并为怀孕期储备丰富的营养。科学研究表明，怀孕前不注意饮食调节，营养储备不足会直接影响胎儿的发育。为了生育健康的宝宝，女性最好能在怀孕前半年就开始补充重要营养素。

心理准备

怀孕前调整好心理状态，最好将妊娠安排在男女双方工作或学习都不紧张的时期。多了解、学习一些关于备孕、怀孕、分娩、哺乳的知识，做好心理准备，这样才能在面对孕产期身体的种种变化时，能够正确对待，泰然处之，避免不必要的紧张和恐慌。

身体准备

孕前检查能帮助夫妻在怀孕前发现异常、及时治疗和避免潜在问题，将身体和心理都调试到最佳状态。在检查时不妨多咨询医生的意见，视自己的身体情况再有计划地怀孕，以减少宝宝出生缺陷，保证准妈妈平安度过孕期和分娩。准妈妈太胖或太瘦，患有妇科疾病、传染病，又或者是怀孕前工作或生活的环境中含有影响胎儿健康的有害物质等，以上这些情况都会影响胎儿的生长发育，甚至危及母婴健康。研究发现，孕妇牙周疾病越重，发生早产和新生儿低体重的几率越大。所以，建议备孕的女性在怀孕前应进行口腔检查，全面对牙菌斑、牙龈炎症、龋齿等口腔疾病进行治疗。

孕产期不容忽视的生活小细节

不乱吃药

有些药物会对生殖细胞产生影响且影响时间较长。一般情况下，备孕前三个月停药，孕期内也不能自行乱吃药，以防对自身或胎儿造成不利影响。备孕前要到相关正规医院就孕育事宜对医生进行咨询，以了解自己的身体状况，确定安全的备孕时间。

少涂指甲油少画妆

爱美是女生的天性，通过涂指甲油或化妆确实能让不少女性的魅力得到提升，但对于孕产期来说，就要警惕化妆品中含有的有害化学成分，它们不仅会杀害到皮肤，还会通过毛孔或血管进入到体内，影响胚胎的生长和发育。

远离电磁辐射

随着社会的发展，越来越多高科技的设备进入我们的生活，使生活变得便利，但同时也存在着危害，如电磁辐射。不少电器都含有少量放射线，积少成多，就会对身体造成伤害。建议准妈妈在孕前和孕期少接触电脑、电视、手机、吸尘器、微波炉等电器。避免过度的电磁辐射会影响胚胎的发育，导致流产的几率增加。

适当的体育锻炼，增强体质

孕期适量运动好处多多。一方面可以增强孕妇自身免疫力，同时增加胎儿的血液供氧，加快新陈代谢，从而促进其健康生长和发育。另一方面，运动有助于改善孕妇身体疲劳和不适感，能有效调节心情，保持内心的舒畅、愉悦，并且对后期分娩也有帮助。当然，孕妇进行体育锻炼一定要把握好运动量与正确的方法。

恩爱和谐的夫妻生活

孕育新生命从来都不是一个人的事，而是夫妻两个人的事。因此，无论是备孕期、怀孕期还是产褥期，每个小细节都体现出准爸爸、准妈妈对即将出生的宝宝的浓浓关爱，恩爱和谐的夫妻生活对孕妇的心理或生理都有极大的帮助，并且有助于孕育健康聪明的宝宝。

二、孕产期所需营养素一览表

　　日常生活中机体的有序运作需要多种营养素。孕产期间，女性更要重视营养素的补充，这样不仅是为了满足自身的需求，防止或减轻妊娠反应，更是为了宝宝的健康成长发育。

合理摄取带来健康生活

重要营养素	补充原因	营养摄取方案
叶酸 ⇨	叶酸是机体细胞生长和繁殖所必需的物质。孕期叶酸不足，易发生胎盘早剥，会导致胎儿器官的畸形率增加。	建议从备孕期开始补充，每日摄入量为0.4毫克。深色蔬菜和新鲜水果中叶酸含量较高，如菠菜、胡萝卜、橘子等。
钙 ⇨	钙能维护骨骼的健康，可有效控制孕妈妈的水肿情况。孕妈妈钙缺乏，易患骨质疏松，使骨盆变形，造成难产。	建议备孕期和孕早期每日摄入量为800毫克，孕中期为1000毫克，孕晚期为1500毫克。可多食牛奶、鱼类、排骨等。
铁 ⇨	铁参与机体内部氧的输送和组织呼吸。孕期缺铁性贫血会导致心慌气短、头晕，同时使胎儿因官内缺氧而生长发育迟缓。	建议每日摄入量至少为18毫克。红色的动物内脏，如猪肝、鸭血、猪血和猪腰都是补血的极品。
维生素 A ⇨	维生素 A 具有维持人的正常视力、维护上皮组织健全的功能，可保证皮肤、骨骼、牙齿、毛发的健康生长，还能促进生殖机能的良好发展。	建议孕早期每日的摄入量为0.8毫克左右，孕中期和孕晚期的摄入量为0.9毫克左右。动物肝脏、蛋类、乳类中都含有丰富的维生素 A。

B 族维生素 ⟹	B 族维生素能促进人体内的物质代谢，保证人体的生长发育。如果孕妈妈缺乏 B 族维生素则会导致宝宝的骨骼畸形。	建议每日摄入量为 1.5 毫克左右。可适量食用小米、玉米、糙米、芹菜、西红柿、黄瓜、香蕉、葡萄、草莓等食物。
维生素 C ⟹	维生素 C 能强健牙齿和骨骼，维护血管和肌肉的正常运作，能促进铁的吸收，改善贫血。孕期缺乏容易患坏血病。	建议孕早期每日的摄入量为 100 毫克，孕中期和孕晚期的摄入量为 139 毫克。新鲜水果中的维生素 C 含量都很高。
维生素 D ⟹	维生素 D 是人体骨骼正常生长的必要营养素。孕妈妈缺乏维生素 D 会导致钙代谢紊乱，骨质软化，会影响胎儿及新生儿的牙齿发育和骨骼发展。	建议孕早期摄入量为每日 5 微克左右，孕中期和孕晚期为 10 微克。鱼类、蛋类、乳类、胡萝卜、菠菜、大豆、花生等食物均可提供维生素 D。
蛋白质 ⟹	蛋白质是机体细胞的重要组成部分，是人体组织更新和修补的主要原料。如果孕妈妈缺乏蛋白质，容易造成流产，并会影响胎儿脑细胞的发育。	建议在孕早期的摄入量为每日 75 克左右，孕中期为每日 80 克左右，孕晚期为每日 90 克左右。蛋白质主要来源于禽类、鱼类、乳类、豆类。
膳食纤维 ⟹	膳食纤维有润肠通便的作用，可降低胆固醇，减少心血管疾病的发生。缺乏膳食纤维会使孕妈妈出现便秘症状，严重时会引发妊娠期糖尿病和妊娠期高血压。	建议每日摄入量为 25 克左右。膳食纤维可以从全麦制品、糙米、小米、玉米、芹菜等食物中摄取。
碳水化合物 ⟹	碳水化合物是人体能量的主要来源。孕妈妈缺乏碳水化合物会导致头晕、低血糖昏迷等症状，会影响胎儿的生长发育。	建议每日摄入量为 500 克左右。碳水化合物主要来源于谷物、水果、根茎类蔬菜。

三、孕产期各阶段的科学饮食指南

备孕期、孕早期、孕中期、孕晚期、月子期、哺乳期，女性在孕产期的这些阶段都应遵循科学的饮食指导，了解相关的营养储备和饮食禁忌，才能有效地保证自身与宝宝的健康，拥有强健的体魄。

备孕期

营养储备

① 适量补充叶酸。补充叶酸不仅可以防止贫血、早产、胎儿畸形，还有利于宝宝后期神经器官的发育。准妈妈应该在怀孕前 3 个月开始补充叶酸，每天摄入量为 0.4 毫克左右。

② 适量补锌。备孕期女性体内含锌量充足时可维持性激素分泌的水平，促进排卵，提高受孕几率。

③ 合理补充铁、钙。孕前体内钙、铁充足，有助于预防孕期夜惊、抽筋、贫血等现象，同时能避免激动、烦躁等情绪影响怀孕。

④ 保证优质蛋白质的摄入。优质蛋白质的供给，可保证受精卵正常发育。

⑤ 适量补充脂肪。脂肪是机体热能的主要来源，增加优质脂肪的摄入对女性朋友怀孕有益。

饮食禁忌

① 忌吃油炸类食物。难以消化且含有致癌物质的油炸类食物会影响身体健康，食用过量容易导致肥胖，会让女性出现内分泌失调等问题。

② 忌食含咖啡因类饮料和食品。备孕期女性多食用咖啡、茶及其他咖啡因类饮料和食品，会影响副交感神经，造成性欲减低。

③ 禁酒。过量饮酒可使女性性激素分泌异常，导致不排卵和无月经。

④ 不宜食用加工食品和"快餐"食品。

⑤ 生鸡蛋、生肉、未煮熟的肉或贝类等食物，可能含有沙门氏菌或其它细菌，备孕女性不宜食用。

⑥ 戒烟或避免吸食二手烟。烟草中的有害物质会引发卵巢功能衰竭，影响女性的生育能力，严重者会导致不孕症。

孕早期

① 适量补充叶酸。孕早期妇女要继续补充叶酸，这样可以促进胎儿的发育，降低胎儿畸形的几率，建议每天摄入量400~600微克。

② 适量补碘。碘是孕妇不可缺少的营养物质，补碘还可以预防胎儿的智力缺陷。怀孕期间孕妇需要摄入比平常多30%~100%的碘，即每天需摄入175~200微克的碘才能满足身体的需求。

③ 适量补充蛋白质。胎儿需要蛋白质构成自己的身体组织，孕妇需要蛋白质供给子宫、胎盘及乳房的发育。

④ 建议准妈妈孕早期每日应摄入100毫克维生素C。维生素C可以提高胎宝宝的脑功能敏锐性，健全胎宝宝的造血系统，对其机体抵抗力的增强也有促进作用。如果准妈妈孕期严重缺乏维生素C，则易患坏血病。

⑤ 保持均衡膳食。饮食计划宜均衡营养，避免营养不良或营养过剩。在营养全面、合理搭配的基础上再补充钙、铁、铜、维生素A，其主要包含在红绿色蔬菜、鱼、蛋、动物肝脏、内脏、鱼肝油中。

饮食禁忌

① 忌滥用补药。补药进入人体，会增加肝肾负担，还有一定副作用，对孕妇和胎儿都会带来程度不一的影响，可能会引起腹泻、中毒或流产。

② 避免食用罐头、方便面等加工食品。这些食物在生产的过程中会添加色素、香精或防腐剂，孕妇食用后可能会影响自身及胎儿的健康。

③ 重视科学合理的饮食事项，杜绝暴饮暴食的情况发生。进食过量会影响营养的吸收，提倡少食多餐、合理营养搭配。食品种类多样化，各种营养成分适量补充。

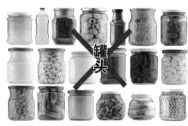

罐头

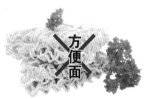

方便面

孕中期

① 适量补铁。孕中期孕妇的血容量增加，血液相对稀释，容易出现贫血，应适量补充铁保证孕妇与胎儿的健康。

② 适量补钙。为了保证胎儿对钙的需要，母体会动用自身骨骼中的钙，致使准妈妈血钙降低，诱发小腿抽筋或手足抽搐，严重时会导致骨质疏松、骨质软化。

③ 适量补锌。如果胎儿得不到充足的锌，会影响生长和发育，造成胎儿生长受限，免疫力下降。中国营养学会建议，准妈妈每日的锌摄入量为 20 毫克。

④ 保证优质蛋白质的摄入。为了满足母体和胎儿组织增长的需要，并为分娩消耗及产后乳汁分泌进行适当储备，准妈妈应增加蛋白质摄入量。

⑤ 保证脂肪的适量摄入。脂肪开始在腹壁、背部、大腿等部位存积，为分娩和产后哺乳做必要的能量贮存。准妈妈应适当增加植物油的量，也可适当选食花生仁、核桃、芝麻等含必需脂肪酸含量较高的食物。

饮食禁忌

① 不宜多吃动物性脂肪。动物性脂肪不易消化，容易在体内堆积，影响机体对其他营养物质的吸收。

② 减少盐的摄入量。孕妇在孕中期会开始出现水肿现象，日常饮食应以清淡为佳，避免饮食过咸。减少盐的摄入量，忌吃咸菜、咸蛋等盐分高的食品。水肿明显者要控制每日盐的摄取量，限制在 2~4 克之间。

③ 避免进食过多油炸、油腻食物或能量较高的甜食，免得孕妇体内脂肪增高太多，防止出现自身体重增加过快。

④ 合理烹调，避免高油温炒菜或长时间炖煮蔬菜，这样会破坏蔬菜所含维生素，使得孕妇与胎儿摄入的维生素减少。

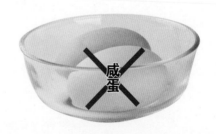

咸蛋

孕晚期

① 注意优质蛋白质的摄入。孕晚期母体子宫、乳房和胎盘增大，也是蛋白质贮留最多的时期。中国营养学会推荐孕晚期蛋白质供给量在原有基础上每日增加 25 克。蛋白质摄入量的增加，还能防止产后出血严重现象，增加泌乳量。

② 摄入充足的维生素。孕晚期需要充足的水溶性维生素，尤其是维生素 B_1。如果缺乏，则容易引起呕吐、倦怠，并在分娩时子宫收缩乏力，导致产程延长。

③ 补充必需的脂肪酸和 DHA。DHA 是胎儿大脑、眼睛发育和维持正常功能所需的营养素，人体内不能合成，必须从食物中获得。鱼肉中DHA含量较高，准妈妈应多食用。

④ 宜吃纤维素含量较丰富的食物，如蔬菜水果，有助于缓解孕晚期妇女的便秘症状。

⑤ 孕妇餐次每日可增至 5 餐以上，遵循少食多餐的原则。孕晚期由于胎儿增长、子宫压迫胃部，孕妇的食量反而减少，往往吃较少的食物就有饱腹感，但实际并未能满足机体营养素的需要。此时就要少食多餐，注意饮食选择。

① 忌冷热刺激性食物。孕妈妈的肠胃对冷热刺激极其敏感，而且冰冷食物进入体内会使血管收缩，减少胎盘血液供应，阻碍胎儿的发育。

② 忌辛辣刺激性食物。浓茶、咖啡、酒及辛辣的调料容易造成大便干结，孕晚期妇女不宜食用。

③ 女性怀孕后胃肠功能减弱，过冷的食物会使胃肠血管突然收缩，消化功能减弱会导致腹泻、腹痛等症状。

④ 高脂肪、高蛋白质、高糖食品等均不宜食用，否则会加重孕妇的胃肠负担。

⑤ 孕晚期的最后两星期应适当限制脂肪和碳水化合物等热能摄取，以免胎儿长得过大，影响分娩。

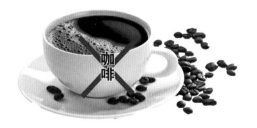

咖啡

月子期

① 刚分娩完的新妈妈应先喝一周左右的蔬菜汤，以利于消化吸收，而后再调整为增加泌乳量要补充营养的催奶全汤，如鱼汤、肉汤。

② 补充水分。新妈妈在分娩过程中消耗水分较多，且产后气血虚弱，容易流汗，此时水分的补充就显得很重要，食用流质食物是不错的选择。

③ 适量食用新鲜的蔬菜和水果。新鲜蔬菜和水果不仅可以补充肉、蛋类所缺乏的维生素C和纤维素，还可以促进食欲，帮助消化及排便，防止产后便秘的发生。

④ 饮食多样化，营养均衡，有讲究。"荤素搭配、粗细搭配、五色搭配、干稀搭配"，月子期里不偏食、不挑食，才能摄入全面的营养。

⑤ 日常饮食以少量多餐的方式，可以考虑一天吃5~6餐，避免肚子胀或一次进食太多，以增加食欲，更好地给身体补充能量。

⑥ 月子期里的饮食应清淡适宜，少油少盐。为了便于消化，保留全面营养，在烹调方法上多采用蒸、炖、焖、煮，不采用煎、炸的方法。

① 产后不应立即喝催奶的全汤，这样不利于产妇的消化吸收，还会导致乳腺导管堵塞，乳房胀痛加剧，更不利于下奶。

② 分娩后不宜马上进补。滋补过量的产妇易患肥胖症，从而引发多种疾病。产妇肥胖还可以造成乳汁中脂肪含量增多，最终导致婴儿肥胖或腹泻。

③ 甜食最好只喝红糖水，过多吃其他甜食不仅影响食欲，还易使热能过剩并转化为脂肪，引起产后肥胖。

④ 忌盐渍食物。盐渍食物会影响新妈妈体内的水盐代谢，危害身体的健康。

⑤ 禁食寒凉、辛辣食物。产后身体虚弱血瘀，生冷、寒凉食物会引起产后腹痛、身痛等诸多疾病。产后失血伤津，多阴虚内热，进食辛辣的食物，不仅容易引起便秘、痔疮等，还可能通过乳汁影响婴儿的肠胃功能。

⑥ 中西药物不可自行服用，要在医生的指导下对症服用，避免服用后产生对自身身体或新生儿不利的影响。

哺乳期

① 适量进补可改善产后贫血。哺乳初期女性多为血虚，易感气虚乏力，此时要选择有较好补血效果的食材或药材，但不可过量食用。

② 充足的水分摄入。妈妈每天应多喝水，多吃流质的食物，如汤、各种粥等，以补充乳汁中丢失的水分，并保证乳汁质量。

③ 保证优质蛋白质的摄入。新妈妈每天从食物中摄入的蛋白质应该保证三分之一以上来自动物性食品，以此保证机体细胞的更新与修复。

④ 增加 B 族维生素的摄取。B 族维生素可以帮助身体进行能量代谢，加强血液循环，促进产后体内毒素的排出。

⑤ 多食用新鲜的蔬菜和水果，以便及时补充身体所需的维生素，保证机体的有序运行。

⑥ 多食用利于下奶的食物，如炖汤类，增加泌乳量，给宝宝充足的奶水补给。

⑦ 膳食多样化。日常饮食要注重营养均衡，食物应该尽量做到种类齐全，不要偏食，保证能够摄入足够的营养素，主食粗细搭配，副食尽量多样化。

饮食禁忌

① 禁酒。酒精被人体吸收后，会被分泌到乳汁中，宝宝从乳汁中吸允到酒精后，会影响大脑和身体的发育。所以在喂奶期间最好不要饮酒。

② 禁吸香烟。哺乳妈妈在喂奶期间吸烟，尼古丁会很快通过乳汁被宝宝吸收，会对宝宝的呼吸道产生不良影响。同时要避免吸入二手烟。

③ 忌过硬、不易消化的食物。哺乳妈妈本身胃肠功能较弱，而且运动量又小，坚硬、油炸、油煎和肥厚味的食物，不仅不利消化吸收，还会导致消化不良和滋生疮疡。

④ 忌刺激性食物。因为哺乳期吃了刺激性食物，会从乳汁中进入宝宝体内，影响宝宝健康。但进食少量调味品，如胡椒、酸醋等，还是可以的。

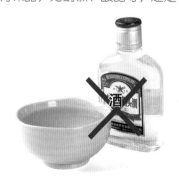

四、孕产期热门饮食话题

随着社会的进步，生活水平的提高，准爸妈们越来越重视孕产期间的饮食，对于孕产期间的饮食问题的讨论也日益热烈，究竟怎样吃才能真正健康营养呢？

孕妈妈要吃补品吗❓

有些体弱的孕妈妈需要进补的话应到正规医院先进行检查，并在医生的指导下进行饮食的调整，切不可私下盲目进补。如人参，是大补之物，中医认为，孕妈妈一般阴血偏虚，怀孕期间食用人参容易造成气盛阴耗，可能加重早孕反应、水肿等症状，甚至会引起妊娠期高血压。此外，人参可促进血液循环，加速血液的流动。若产后立即服用人参，有可能会影响生殖器血管的自行愈合，造成血流不止。

准爸爸如何进行饮食调理❓

注意均衡饮食，适量补充营养物质；纠正影响受孕的不良饮食习惯与生活习惯。

合理补充富含优质蛋白质的食物，如深海鱼虾、牡蛎、大豆、瘦肉、鸡蛋等，它们均有益于协调男性内分泌机能以及提高精子的数量和质量。合理补充矿物质和微量元素，最常见的如锌、硒等元素，它们参与男性睾丸酮的合成和运载活动，同时帮助提高精子活动的能力以及受精等生殖生理活动。适量食用水果蔬菜，许多男性不喜欢食用水果蔬菜，偏食肉类、海产，其实水果蔬菜中含有丰富的维生素，能有效保证精子的正常活动能力，进而提高受孕率。

油炸类食物会影响男性性功能勃起，不宜食用。孕前 2~3 个月准爸爸不能随意用药，避免血液中某些物质进入睾丸，影响精卵健康结合。戒烟，吸烟者精子畸变率有所增加，精子活力越低，对受孕不利。禁酒，酒不仅会降低男性的精子质量、导致男性性功能障碍、影响备孕成功率，还有可能导致胎儿畸形。

如何把关饮食卫生 ❓

　　古语有云"病从口入"，为了避免影响准妈妈自身及胎儿的健康，对饮食卫生必须格外注意。应避免购买来源不明或价格过低的食品，尽量选购高质量的食品，如有政府质量标章等。尽量食用已处理过或彻底煮熟的食物，确认食物或食材的保存期限，烹调食物或用餐前要先洗手，确实做好食物的保鲜工作等，一旦发现食品有异味或腐败请立刻停止食用。

孕妇不能吃水果 ❓

　　水果含有丰富的维生素和微量元素，准妈妈们除了不宜食用性味过凉、过热的水果，如荔枝、桂圆、菠萝蜜、榴莲等，大部分的水果对准妈妈们是有益的，并且对宝宝的生长发育也有辅助作用。均衡的饮食搭配会让孕妈妈顺利度过孕产期，拥有轻松愉悦的心情。

"老风俗"有科学道理吗 ❓

　　南方妇女产后会食用猪脚姜，这是因为南方气候比较潮湿，加上孕妇生产后"百脉空虚"，喝姜醋可让血气通畅。姜醋中的姜具有散寒发汗、解表祛风等作用；醋则有治病益补的功效，可以散淤、消肿、解毒。南方妇女产后食用确实对身体的调养颇有益处。

为了早泌乳，产后马上多喝汤 ❓

　　从分娩到泌乳，中间有一个环节，就是要让乳腺管全部畅通。如果乳腺管没有全部畅通，而产妇又喝了许多汤，那么分泌出的乳汁就会堵在乳腺管内。所以，要想产后早泌乳，一定要让新生儿早早吮吸妈妈的乳房，刺激乳腺管，使其全部畅通。此时再喝些清淡少油的汤，如鲫鱼豆腐汤、黄鳝汤等，对下奶有帮助。

Chapter 2
备孕期的饮食宜忌

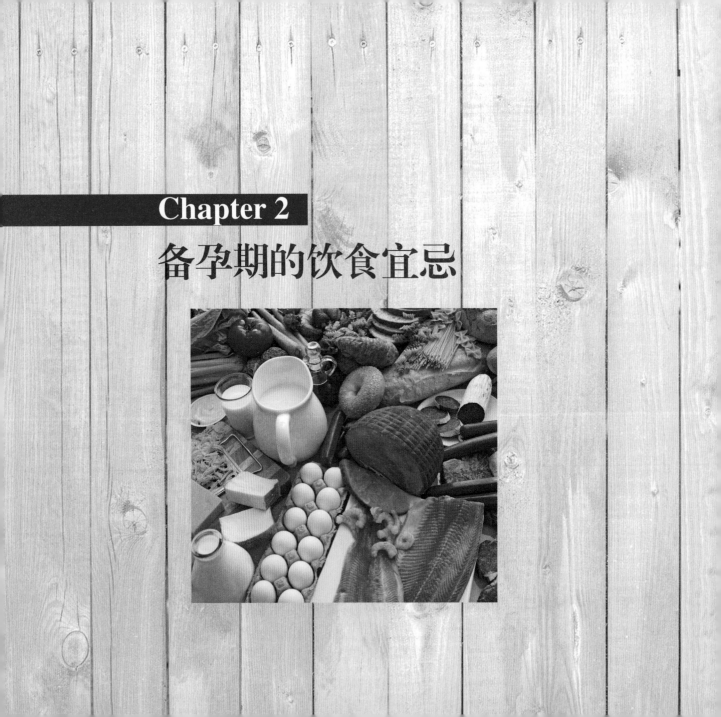

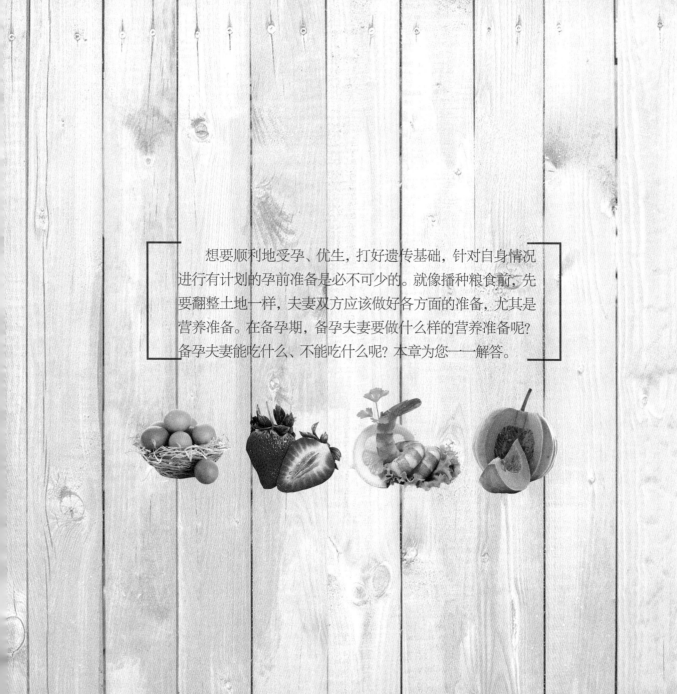

　　想要顺利地受孕、优生，打好遗传基础，针对自身情况进行有计划的孕前准备是必不可少的。就像播种粮食前，先要翻整土地一样，夫妻双方应该做好各方面的准备，尤其是营养准备。在备孕期，备孕夫妻要做什么样的营养准备呢？备孕夫妻能吃什么、不能吃什么呢？本章为您一一解答。

小白菜

‖ 提供营养 ‖
‖ 强身健体 ‖

【营养成分】含有蛋白质、脂肪、糖类、膳食纤维、钙、磷、铁、胡萝卜素、维生素 B_1、维生素 B_2、烟酸、维生素 C 等。

【性味归经】性凉，味甘；归肺、胃大肠经。

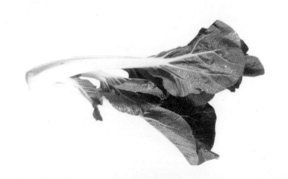

【功效解读】

小白菜具有清热除烦、行气祛瘀、消肿散结、通利胃肠的作用，主治肺热咳嗽、身热、口渴、胸闷、心烦、食少便秘、腹胀等病症。

【选购保存】

挑选叶色较青、新鲜、无虫害的小白菜为宜。
冬天可用无毒塑料袋保存，如果温度在 0℃以上，可在小白菜叶部套上塑料袋，口不用扎，根朝下戳在地上即可。

【食用宜忌】

√ 小白菜的食用方法很多，可清炒或是与香菇、蘑菇、笋和炒，小白菜汤有利于减肥。
× 用小白菜制作菜肴，炒、熬时间不宜过长，以免损失营养。

【相宜搭配】

小白菜	+ 虾皮	营养全面
小白菜	+ 黄豆	防止乳腺癌
小白菜	+ 猪肉	补充营养、通便
小白菜	+ 海带	防止碘不足

【相忌搭配】

| 小白菜 | + 兔肉  | 引起腹泻、呕吐 |
| 小白菜 | + 醋 | 营养流失 |

小白菜牛肉末

材料

牛肉…………100 克
小白菜…………160 克
高汤…………100 毫升

调料

盐、番茄酱…各适量
白糖、水淀粉…各适量
食用油…………适量

做法

1. 洗好的小白菜切段；洗净的牛肉剁成肉末。
2. 将小白菜焯煮至熟透，捞出，沥干，装盘。
3. 油起锅，倒入牛肉末，炒匀；加入高汤、番茄酱、盐、白糖、水淀粉、小白菜，拌匀，盛出即可。

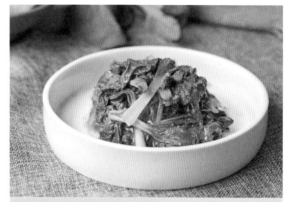

【功效】本品能加速机体的新陈代谢，增强造血功能。

芝麻酱拌小白菜

材料

小白菜、熟白芝麻、
红椒…………各适量

调料

芝麻酱、盐、鸡粉、
生抽、芝麻油各适量

做法

1. 小白菜洗净切长段；红椒洗净切粒。
2. 取碗，倒入生抽、鸡粉、芝麻酱、芝麻油、盐、凉开水，拌匀，撒上熟白芝麻，制成味汁。
3. 锅中注水烧开，放小白菜，煮至断生捞出；取碗，放小白菜、味汁，拌至入味，撒红椒粒，拌匀；另取盘子，盛入拌好的菜肴即成。

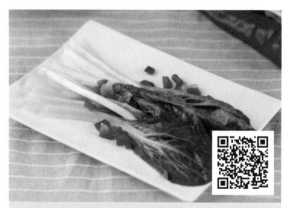

【功效】本品能保持血管弹性，美白皮肤，健脾胃。

生菜

‖ 消脂减肥 ‖
‖ 镇痛催眠 ‖

【营养成分】含有糖类、蛋白质、膳食纤维、莴苣素和丰富的矿物质，尤以维生素 A、维生素 C、钙、磷的含量较高。

【性味归经】性凉，味甘；归心、肝、胃经。

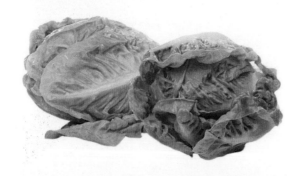

【功效解读】

生菜具有清热安神、清肝利胆、养胃的功效，适宜胃病、维生素 C 缺乏者食用；也适宜肥胖者、高胆固醇者、神经衰弱者、肝胆病患者食用；生食、常食有利于女性保持苗条的身材。

【选购保存】

以新鲜、翠绿、无虫蛀为佳，宜放入冰箱冷藏。

【食用宜忌】

√ 生菜用手撕成片，吃起来会比刀切的脆。
× 因可能有农药化肥的残留，生吃前一定要洗净。

【相宜搭配】

生菜		+ 兔肉		促进消化吸收
生菜		+ 蒜		减肥瘦身

【相忌搭配】

生菜		+ 醋		破坏营养物质

炝炒生菜

材料
生菜……………200 克

调料
盐、鸡粉………各 2 克
食用油…………适量

做法

1. 将洗净的生菜切成瓣；把切好的生菜装入盘中。

2. 锅中注入食用油烧热，放入生菜，炒熟，加入盐、鸡粉，炒匀调味。

3. 将炒好的生菜盛出，装入盘中即可。

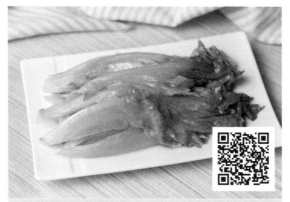

【功效】本品能清燥润肺、驱寒利尿、抑制病毒。

紫甘蓝生菜沙拉

材料
紫甘蓝、包菜、生菜、
西红柿、胡萝卜各适量

调料
老抽………………5 克
盐…………………2 克
橄榄油…………适量

做法

1. 将所有食材处理好。

2. 将切好的食材，摆放在盘中。

3. 把老抽、盐、橄榄油放入小碗中，拌匀，再放在盘边即可。

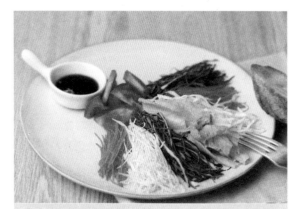

【功效】本品能维护皮肤健康，预防感冒，健胃消食。

菠菜

‖ 滋阴补血 ‖
‖ 润肠通便 ‖

【营养成分】含蛋白质、脂肪、碳水化合物、维生素、铁、钾、胡萝卜素、叶酸、草酸、磷脂等。
【性味归经】性凉，味甘、辛；归肠、胃经。

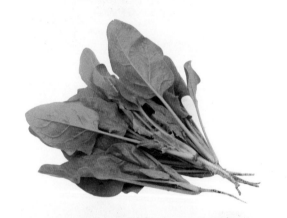

【功效解读】

菠菜具有促进肠道蠕动的作用，利于排便，对于痔疮、慢性胰腺炎、便秘、肛裂等病症有很好的食疗作用，还能促进生长发育、增强抗病能力、促进人体新陈代谢、延缓衰老。

【选购保存】

宜选择个大、叶柄粗、叶片肥大的菠菜。
贮藏前要去除烂叶、黄叶。

【食用宜忌】

√ 菠菜含维生素 K，需要油脂帮助吸收，烹调时最好放些油。
× 不要直接入锅烹调，建议烹煮前先放入滚水中烫一下随即捞出，再与豆腐等含钙量高的食物同煮，可以避免草酸与钙结合成草酸钙沉淀。

【相宜搭配】		
菠菜 + 猪肝	提供丰富的营养
菠菜 + 鸡蛋	预防贫血
菠菜 + 花生	美白皮肤
菠菜 + 羊肝	恢复活力

【相忌搭配】		
菠菜 + 牛肉	降低营养价值
菠菜 + 鳝鱼 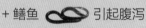	引起腹泻
菠菜 + 黄瓜	破坏维生素 E
菠菜 + 韭菜	引起腹泻

菠菜猪肝汤

材料

菠菜…………100 克
猪肝…………70 克
高汤、姜丝 … 各适量
胡萝卜片…………适量

调料

盐、鸡粉、白糖、料酒、
葱油、味精、水淀粉、
胡椒粉……………各适量

做法

1. 猪肝洗净切片；菠菜洗净，对半切开。

2. 猪肝加料酒、盐、味精、水淀粉，拌匀，腌渍。

3. 锅中注高汤，放姜丝、盐、鸡粉、白糖、料酒、猪肝、菠菜、胡萝卜，煮熟；加葱油、胡椒粉拌匀即可。

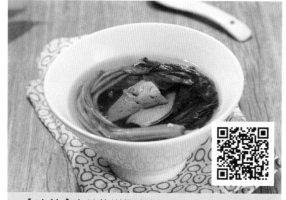

【功效】本品能滋阴润燥，通利肠胃，补血、止血。

芝麻菠菜

材料

菠菜…………100 克
芝麻……………适量

调料

盐、芝麻油… 各适量

做法

1. 洗好的菠菜切成段。

2. 锅中注水烧开，倒入菠菜段，搅匀，煮至断生，捞出，沥干水分。

3. 菠菜段装碗，撒上芝麻、盐、芝麻油，搅拌片刻，使食材入味，将拌好的菠菜装入盘中即可。

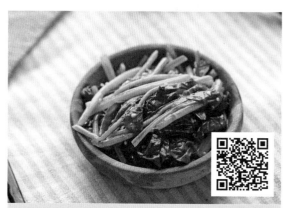

【功效】本品可促进肠道蠕动的作用，可帮助消化，利于排便。

南瓜

|| 降血糖 ||
|| 防癌抗癌 ||

【营养成分】含蛋白质、淀粉、糖类、胡萝卜素、维生素 B_1、维生素 B_2、维生素 C 和膳食纤维，以及钾、磷、钙、铁、锌等。

【性味归经】性温，味甘；归脾、胃经。

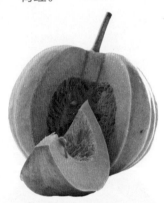

【功效解读】

南瓜具有润肺益气、化痰、消炎止痛、降低血糖、驱虫解毒、止喘、美容等功效，可减少粪便中毒素对人体的危害，防止结肠癌的发生，对高血压及肝脏的一些病变也有预防和食疗作用。另外，南瓜中胡萝卜素含量较高，可保护眼睛。

【选购保存】

宜挑选外形完整的，最好是瓜梗蒂连着瓜身，这样的南瓜说明很新鲜。

南瓜切开后，可将南瓜子去掉，再用保鲜袋装好，放入冰箱冷藏保存。

【食用宜忌】

√ 南瓜中所含的类胡萝卜素耐高温，加油脂烹炒，更有助于人体吸收。

× 长期存放、表皮微烂、瓜瓢有异味的老南瓜不能烹调食用。

【相宜搭配】

南瓜	+ 牛肉	补脾健胃
南瓜	+ 莲子	降低血压
南瓜	+ 山药	提神补气
南瓜	+ 绿豆 	清热解毒

【相忌搭配】

南瓜	+ 辣椒	破坏维生素 C
南瓜	+ 黄瓜	影响维生素的吸收
南瓜	+ 虾	引起腹泻、腹胀
南瓜	+ 油菜	破坏维生素 C

米汤南瓜

材料

米汤…………200毫升
南瓜…………120克
葱段…………适量

调料

冰糖…………适量

做法

1. 洗净去皮的南瓜切成长条，焯水断生，备用。
2. 将南瓜放入砂锅，倒入没过南瓜的清水，放入冰糖，大火煮开转小火煮10分钟；倒入米汤，续煮至南瓜绵软，撒上葱段即可。

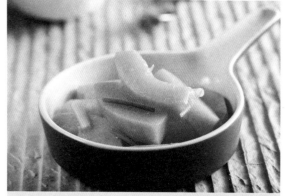

【功效】本品能补中益气、消炎止痛、解毒杀菌。

芦笋炒南瓜

材料

去皮芦笋………75克
南瓜…………100克
蒜末、葱花…各适量

调料

盐、鸡粉………各适量
料酒、水淀粉…各适量
食用油…………适量

做法

1. 洗净的芦笋切段；洗好去皮的南瓜切片。
2. 将芦笋段、南瓜片焯煮片刻，盛出，沥干。
3. 油起锅，放蒜末爆香，倒入焯煮好的食材，加料酒、水、盐、鸡粉、水淀粉，炒熟，撒葱花即可。

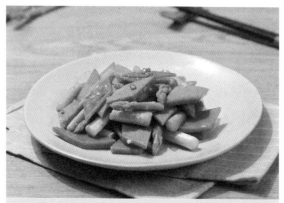

【功效】本品能增进食欲，提高机体代谢能力，提高免疫力。

山药

‖强健机体‖
‖滋肾益精‖

【营养成分】含多种氨基酸、糖蛋白、黏液质、胡萝卜素、维生素 B_1、维生素 B_2、烟酸、胆碱、淀多酚氧化酶、维生素 C 等。

【性味归经】性平，味甘；归肺、脾、肾经。

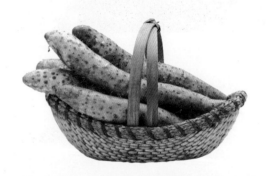

【功效解读】

山药具有健脾补肺、益胃补肾、固肾益精、聪耳明目、助五脏、强筋骨、长志安神、延年益寿的功效，对脾胃虚弱、倦怠无力、食欲不振、久泻久痢、肺气虚燥、痰喘咳嗽、下肢痿弱、消渴尿频、遗精早泄、皮肤赤肿、肥胖等病症有食疗作用。

【选购保存】

山药要挑选表皮光滑无伤痕、薯块完整肥厚、颜色均匀有光泽、不干枯、无根须的。

尚未切开的山药，可存放在阴凉通风处；如果切开了，需盖上湿布保湿，再放入冰箱冷藏室保鲜。

【食用宜忌】

√ 山药常以炖汤、熬粥等方式食用，营养且助消化。

× 煮山药时最好别用铜器和铁器，以免变色发黑。

【相宜搭配】

山药 + 芝麻 预防骨质疏松

山药 + 红枣 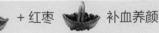 补血养颜

山药 + 玉米 增强免疫力

山药 + 羊肉 补脾健胃

【相忌搭配】

山药 + 鲫鱼 不利于营养的吸收

山药 + 黄瓜 降低营养价值

山药 + 菠菜 降低营养价值

山药炒秋葵

材料

去皮山药·········250 克
秋葵···············50 克
红彩椒·············10 克

调料

盐·················2 克
鸡粉···············1 克
食用油·············5 毫升

做法

1. 山药、红彩椒均切片；洗好的秋葵斜刀切片。

2. 将山药、红彩椒、秋葵焯煮至食材断生，捞出。

3. 用油起锅，倒入焯好的食材，炒匀；加入盐、鸡粉，炒匀；盛出炒好的菜肴，装盘即可。

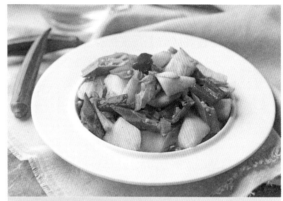

【功效】本品能美容养颜、保护肠胃、消除疲劳。

木耳山药

材料

木耳、山药···· 各适量
圆椒、彩椒···· 各适量
葱段、姜片···· 各适量

调料

鸡粉、蚝油··· 各适量
盐、食用油··· 各适量

做法

1. 圆椒去籽，切块；彩椒去籽，切片；山药切厚片。

2. 将山药、木耳、圆椒、彩椒汆煮至断生，捞出。

3. 起油锅，爆香姜葱，放入蚝油、汆煮好的食材，加入盐、鸡粉，炒至入味，盛出装入盘中即可。

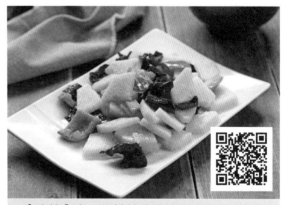

【功效】本品能够健脾益胃、助消化、强健机体。

木耳

‖清胃涤肠‖
‖化解结石‖

【营养成分】含蛋白质、脂肪、钙、磷、铁及胡萝卜素、维生素 B₁ 等，还含磷脂、固醇等。

【性味归经】性平，味甘；归肺、胃、肝经。

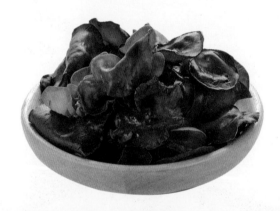

【功效解读】

木耳具有补血气、活血、滋润、通便之功效，对痔疮、胆结石、肾结石、膀胱结石等病症有食疗作用。木耳可防止血液凝固，有助于减少动脉硬化，经常食用则可预防脑溢血、心肌梗塞等致命性疾病的发生。

【选购保存】

干木耳越干越好，朵大适度，朵面乌黑但无光泽，朵背略呈灰白色的为上品。
保存干木耳要注意防潮，最好用塑胶袋装好、封严，常温或冷藏保存均可。

【食用宜忌】

√ 将木耳放入温水中，加点盐，浸泡半小时，可以让木耳快速变软。
× 用过热的水泡发木耳会丢失部分营养，所以水温不要过高。

【相宜搭配】

木耳 ＋红枣 补血

木耳 ＋银耳 提高免疫力

木耳 ＋白菜 润喉止咳

木耳 ＋马蹄 清热化痰

【相忌搭配】

木耳 ＋野鸭 引起消化不良

木耳 ＋田螺 不利于消化

木耳 ＋茶 不利铁的吸收

木耳 ＋咖啡 不利铁的吸收

黄金豆腐炒木耳

材料

		调料	
豆腐	适量	盐、白糖	各适量
黑木耳（干）	适量	香菇酱	适量
葱花	适量	酱油、食用油	各适量

做法

1. 黑木耳泡发，切去蒂部，切成小朵；豆腐切小块。
2. 锅中注油烧热，放入豆腐块，煎至两面金黄。
3. 倒入黑木耳，加入香菇酱、酱油、白糖，翻炒片刻；加水，煮沸；加入盐，撒葱花，炒匀即可。

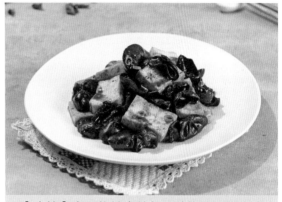

【功效】本品能补中益气、清热润燥、生津止渴。

秋葵百合炒木耳

材料

		调料	
秋葵	80克	盐	2克
水发木耳	50克	鸡粉、水淀粉	各适量
百合	30克	食用油	适量

做法

1. 洗净的木耳切成小块；洗净的秋葵切成块。
2. 炒锅热油，放秋葵、木耳炒匀；加百合，翻炒熟。
3. 加入盐、鸡粉，炒匀调味；淋入水淀粉勾芡；加入熟油炒匀，盛出装盘即成。

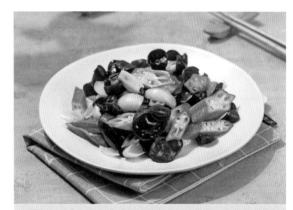

【功效】本品能清热润燥、美容养颜、促进新陈代谢。

香蕉

‖ 清热通便 ‖
‖ 降压抗癌 ‖

【营养成分】含有蛋白质、果胶、钙、磷、铁、胡萝卜素、维生素B_1、维生素B_2、维生素C、粗纤维。

【性味归经】性寒，味甘；归脾、胃、大肠经。

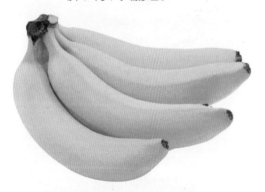

【功效解读】

香蕉具有清热、通便、解酒、降血压、抗癌之功效，香蕉中的钾能降低机体对钠盐的吸收，故有降血压的作用。所含纤维素可润肠通便，对于便秘、痔疮患者大有益处。所含维生素C是天然的免疫强化剂，可抵抗各类感染。

【选购保存】

果皮颜色黄黑泛红、稍带黑斑、表皮有皱纹的香蕉风味最佳。手捏后有软熟感的一定是甜的。
香蕉买回来后，最好用绳子串起来，挂在通风处。

【食用宜忌】

√ 可生食，也可捣烂成香蕉泥，或油炸后入菜。
× 未熟透的香蕉有收敛的作用，便秘者不宜食用。

【相宜搭配】			
香蕉	+ 燕麦	改善睡眠	
香蕉	+ 银耳	养肺	
香蕉	+ 桃子	润喉	
香蕉	+ 冰糖	治便秘	

【相忌搭配】			
香蕉	+ 芋头 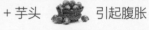	引起腹胀	
香蕉	+ 红薯	引起身体不适	
香蕉	+ 酸奶	产生致癌物质	
香蕉	+ 西瓜	引起腹泻	

冰糖香蕉粥

材料

大米·············100 克

香蕉·············150 克

调料

冰糖·············适量

做法

1. 大米洗净；香蕉去皮，切丁，备用。

2. 砂锅注水，放入大米，大火煮开后转小火熬煮 20 分钟。

3. 放入香蕉和冰糖，小火续煮 5 分钟，拌匀后盛出即可。

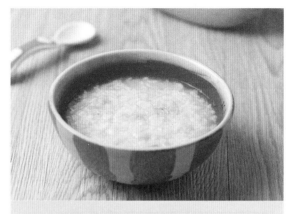

【功效】本品有清热润燥、润肠通便的作用。

香蕉吐司卷

材料

香蕉·············1 根

吐司·············2 片

鸡蛋·············1 个

调料

橄榄油·············少许

做法

1. 香蕉去皮，切成条；鸡蛋打成蛋液。

2. 吐司铺平，放香蕉，卷成香蕉吐司卷生坯，沾上鸡蛋液。

3. 油起锅，放香蕉吐司卷生坯，煎香，盛出即可。

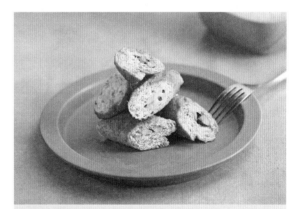

【功效】本品能健脑益智、延缓衰老、美容护肤。

橙子

‖ 消食 ‖
‖ 去油腻 ‖

【营养成分】含有维生素 C、β-胡萝卜素、柠檬酸、维生素 A、B 族维生素、烯类、醇类、醛类等物质。

【性味归经】性凉，味甘、酸；归肺经。

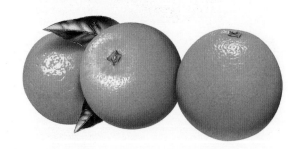

【功效解读】

橙子有化痰、健脾、温胃、助消化、增食欲、增强毛细血管任性、降低血脂等功效，对高血压患者有补益作用。果皮可作为健胃剂、芳香调味剂。经常食用橙子能保持皮肤湿润，强化免疫系统，有效防止流感等病毒的侵入。

【选购保存】

选购橙子的时候，并不是越光滑越好，进口橙子往往表皮破孔较多，比较粗糙，而经过"美容"的橙子非常光滑，几乎没有破孔。

要放在通风阴凉处，每个果实要分开，不要重叠，以免生热霉坏。

【食用宜忌】

√ 一天吃一个即可，最多不超过 5 个。

× 橙皮上有保鲜剂，尽量避免直接泡水饮用。

【相宜搭配】

橙子	+ 蜂蜜	可治胃气不和
橙子 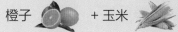	+ 玉米	促进维生素的吸收
橙子 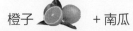	+ 南瓜	帮助消化
橙子	+ 川贝 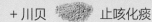	止咳化痰

【相忌搭配】

橙子 	+ 牛奶 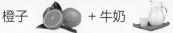	影响消化
橙子 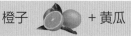	+ 黄瓜	破坏维生素 C
橙子	+ 兔肉	破坏维生素 C
橙子	+ 虾	产生毒素

盐蒸橙子

材料　　　　　　　　**调料**

橙子·············160 克　　　盐···············少许

做法

1. 洗净的橙子切去顶部，在果肉上插数个小孔，撒上盐，静置约 5 分钟。

2. 蒸锅上火烧开，放入橙子，蒸约 8 分钟至橙子熟透。

3. 揭开盖，取出蒸好的橙子，放凉后切成小块，取出果肉，装碗，淋入蒸碗中的汤水即可。

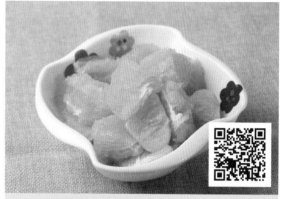

【功效】本品能清肠通便，增强机体免疫力，增加毛细血管的弹性。

橙子南瓜羹

材料　　　　　　　　**调料**

南瓜·············200 克　　　冰糖···············适量

橙子·············120 克

做法

1. 洗净去皮的南瓜切片；橙子取果肉，剁碎。

2. 蒸锅烧开，放南瓜片，蒸至烂，捣成泥状。

3. 锅中注水烧开，倒入冰糖，拌匀，煮至溶化；倒入南瓜泥、橙子肉，拌匀，煮 1 分钟，撇去浮沫，盛出煮好的食材，装碗即可。

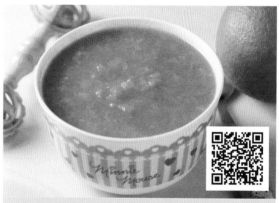

【功效】本品能保护胃黏膜，加强胃肠蠕动，帮助食物消化。

草莓

‖ 润肺生津 ‖
‖ 健脾和胃 ‖

【营养成分】含有果糖、蔗糖、蛋白质、柠檬酸、苹果酸、水杨酸、氨基酸、钙、磷、铁、钾、锌、铬及多种维生素。

【性味归经】性凉，味甘、酸；归肺、脾经。

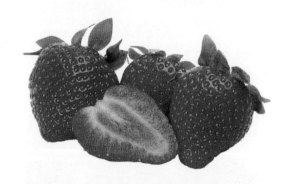

【功效解读】

草莓具有生津润肺、养血润燥、健脾、解酒的功效，可以用于干咳无痰、烦热干渴、积食腹胀、小便浊痛、醉酒等。草莓中还含有一种胺类物质，对白血病、再生障碍性贫血等血液病也有辅助治疗作用。

【选购保存】

应选购硕大坚挺、果形完整、无畸形、外表鲜红发亮及果实无碰伤、冻伤或病虫害的果实。
保存前不要清洗，带蒂轻轻包好，勿压，放入冰箱中冷藏即可。

【食用宜忌】

√ 草莓富含维生素 C，适合直接生吃，如果加热，其中的维生素 C 会遭到破坏。
× 草莓一次不宜吃得过多，不然容易使胃肠功能紊乱，导致腹泻。

【相宜搭配】			
草莓	＋牛奶	促进维生素的吸收
草莓	＋红糖	利咽润肺
草莓	＋蜂蜜	补虚养血
草莓	＋冰糖	润肺生津

【相忌搭配】			
草莓	＋牛肝	破坏维生素 C
草莓	＋樱桃	容易上火
草莓	＋南瓜	破坏维生素 C

草莓牛奶燕麦粥

材料

燕麦片············50 克
草莓··············40 克
牛奶············150 毫升

做法

1. 洗净的草莓切成块。
2. 汤锅注水烧开，倒入燕麦片，拌匀，煮至熟烂。
3. 揭盖，倒入牛奶，煮沸，再加入草莓块，拌匀，煮开，把煮好的粥盛出，装碗即可。

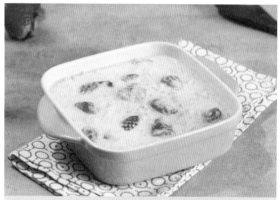

【功效】本品能润肠通便，补充钙质，美白祛斑。

西芹百合炒草莓

材料

西芹··············150 克	鸡粉、盐········各适量
鲜百合··········100 克	水淀粉··············适量
草莓··············50 克	食用油··············适量

调料

做法

1. 西芹切成小块；洗净的草莓对半切成 4 等份。
2. 锅中注水烧开，倒入西芹、百合，略煮，捞出。
3. 热锅注油，倒入焯好水的食材，加盐、鸡粉、水淀粉，翻炒片刻，盛出，摆上草莓即可。

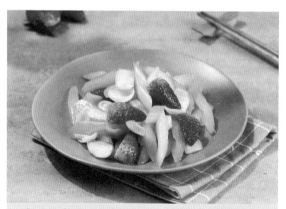

【功效】本品能镇静安神，利尿消肿，增强免疫力。

黄豆

‖ 美白护肤 ‖
‖ 预防癌症 ‖

【营养成分】富含蛋白质、矿物元素铁、镁、钼、锰、铜、锌、硒等，以及人体8种必需氨基酸和天门冬氨酸、卵磷脂、微量胆碱等。

【性味归经】性平，味甘；归脾、大肠经。

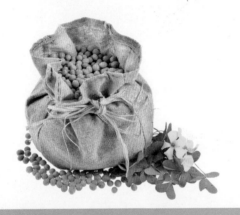

【功效解读】

黄豆具有健脾、益气、宽中、润燥、补血、降低胆固醇、利水、抗癌之功效。黄豆中含有抑胰酶，对糖尿病患者有益。黄豆中的各种矿物质对缺铁性贫血有益，而且能促进酶的催化、激素分泌和新陈代谢。

【选购保存】

颗粒饱满、大小颜色一致、无杂色、无霉烂、无虫蛀、无破皮的是好黄豆。

将黄豆晒干，再用塑料袋装起来，放在阴凉干燥处保存。

【食用宜忌】

√ 必须完全煮熟后才可以食用；浸泡后生出豆芽，营养价值更高。

× 黄豆容易引起胀气，一次不宜吃太多，以免引起消化问题。

【相宜搭配】

黄豆 + 白菜 预防乳腺癌

黄豆 + 花生 丰胸补乳

黄豆 + 红枣 降血脂

黄豆 + 茄子 润燥消肿

【相忌搭配】

黄豆 + 酸奶 影响钙的消化吸收

黄豆 + 虾皮 影响钙的消化吸收

黄豆 + 菠菜 不利于营养吸收

黄豆 + 核桃 导致腹胀

香菜拌黄豆

材料

水发黄豆·······200 克
香菜、姜片···各适量
花椒·············适量

调料

盐·····················2 克
芝麻油·············5 毫升

做法

1. 锅中注水烧开，倒入黄豆、姜片、花椒、盐，煮20分钟至食材入味；捞出，拣去姜片、花椒。

2. 将香菜加入黄豆中，加入盐、芝麻油，拌至入味，将拌好的食材装入盘中即可。

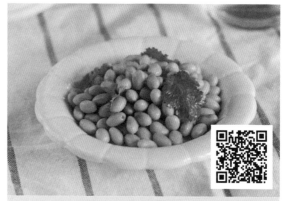

【功效】本品能促进食欲，健胃消食，增强机体免疫功能。

风味茄汁黄豆

材料

水发黄豆·········适量
西红柿·············适量
蒜末·················适量

调料

盐、生抽·······各适量
番茄酱·············适量
白糖、食用油 各适量

做法

1. 洗净的西红柿切成丁；洗好的香菜切末。

2. 锅中注水烧开，倒入黄豆、盐，煮1分钟，捞出。

3. 油爆蒜末，放入西红柿、黄豆，炒匀；加入水、盐、生抽、番茄酱、白糖，炒匀盛出即可。

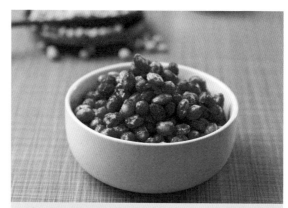

【功效】本品有助消化、润肠通便的作用，可防治便秘。

鸡蛋

‖ 健脑益智 ‖
‖ 滋阴养血 ‖

【营养成分】含有蛋白质、维生素A、B族维生素、卵磷脂、铁、钾、锌、硒等。

【性味归经】性平，味甘；归脾、胃经。

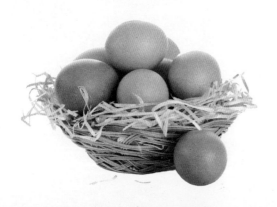

【功效解读】

鸡蛋清能清热解毒、润肺利咽，特别适宜于咽痛者、目赤者。鸡蛋黄富含卵磷脂，对增加人的记忆力很有帮助。

【选购保存】

选购鸡蛋时，将蛋用手轻轻摇一摇，有响声的可能是变质的鸡蛋。

鸡蛋最好放冰箱内保存，大头朝上、小头朝下放，这样可以延长鸡蛋的保存时间。

【食用宜忌】

√ 鸡蛋要经过高温烹调后再吃，不要吃未熟的鸡蛋。
× 鸡蛋营养价值很高，但是过量食用会加重肾脏负担。常吃油煎鸡蛋的妇女，患卵巢癌的几率较大。

【相宜搭配】

鸡蛋	+ 丝瓜	清热解毒、补血
鸡蛋	+ 牛肉	增强体力、抗衰老
鸡蛋	+ 百合	滋阴润燥
鸡蛋	+ 豆腐	强化骨质

【相忌搭配】

鸡蛋	+ 柿子	引起腹泻
鸡蛋	+ 茶	影响营养吸收

胡萝卜丝炒鸡蛋

材料
胡萝卜、鸡蛋…… 各适量
蒜末、葱段…… 各少许

调料
盐、鸡粉、水淀粉、
食用油………… 各适量

做法

1. 胡萝卜切丝；鸡蛋打入碗中，加鸡粉、盐，调匀。

2. 用油起锅，倒入蛋液，炒熟，把炒好的鸡蛋盛出。

3. 锅底留油，放蒜葱爆香，倒入胡萝卜，翻炒片刻，淋水，炒熟；加鸡蛋、盐、鸡粉，炒匀调味；倒入水淀粉勾芡，盛出锅中的食材即可。

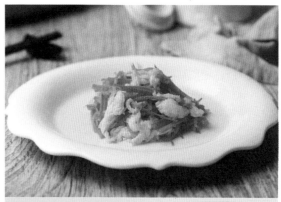

【功效】本品能健脑益智，保护肝脏，美容护肤。

辣椒炒鸡蛋

材料
青椒、红椒圈各适量
鸡蛋……………2 个
蒜末、葱白…… 各适量

调料
盐、鸡粉……… 各适量
水淀粉………… 适量
食用油………… 适量

做法

1. 青椒切成小块；鸡蛋打入碗中，加盐、鸡粉调匀。

2. 热锅注油烧热，倒入蛋液，拌匀，炒熟，装盘。

3. 油起锅，倒入蒜葱、红椒圈，炒匀；再倒入青椒、盐炒至入味；加鸡蛋、水淀粉，炒匀即可。

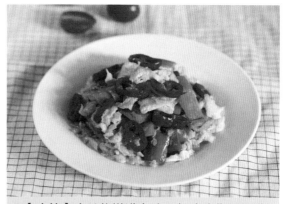

【功效】本品能增进食欲，帮助消化，促进胃肠蠕动，预防便秘。

牛肉

‖ 强身健体 ‖
‖ 补血养血 ‖

【营养成分】含蛋白质、脂肪、维生素 B_1、维生素 B_2、钙、磷、铁等，还含有多种特殊的成分，如肌醇、黄嘌呤、氨基酸等。

【性味归经】性平，味甘；归脾、胃经。

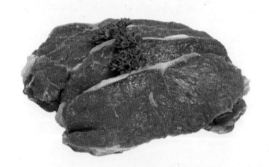

【功效解读】

牛肉补脾胃、益气血、强筋骨。对虚损羸瘦、消渴、脾弱不运、癖积、水肿、腰膝酸软、久病体虚、面色萎黄、头晕目眩等病症有食疗作用。

【选购保存】

新鲜牛肉有光泽，红色均匀，脂肪洁白或淡黄色，外表微干或有风干膜，不粘手，弹性好。如不慎买到老牛肉，可急冻再冷藏一两天，肉质可稍变嫩。若不是立即食用，可先将牛肉放置在冰箱冷冻保存。

【食用宜忌】

√ 炒牛肉片之前，先用啤酒将面粉调稀，淋在牛肉片上，可增加牛肉的鲜嫩程度。

× 烹调时不要加碱，否则牛肉的营养成分会遭到破坏。

【相宜搭配】

牛肉 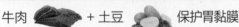 + 土豆	保护胃黏膜
牛肉  + 洋葱	补脾健胃
牛肉  + 鸡蛋	延缓衰老
牛肉 + 枸杞	养血补气

【相忌搭配】

牛肉 + 白酒	导致上火
牛肉 + 鲇鱼	引起身体不适
牛肉 + 红糖	引起腹胀
牛肉 + 橄榄	引起身体不适

甜椒牛肉丝

材料

甜椒…………120 克
牛肉…………200 克
蒜末、葱白…各适量

调料

盐、鸡粉…… 各适量
生抽、水淀粉各适量
料酒、食用油各适量

做法

1. 洗净的牛肉切成肉丝；洗好的甜椒切成丝。

2. 牛肉装碗，加盐、鸡粉、生抽、水淀粉、油，腌渍。

3. 油起锅，将蒜葱爆香；放牛肉、甜椒、料酒、盐、鸡粉、生抽，炒熟；倒入水淀粉勾芡即成。

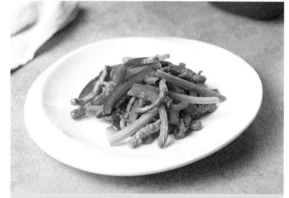

【功效】本品可增强免疫力，促进蛋白质的新陈代谢和合成，从而有助于恢复体力。

牛肉炒菠菜

材料

牛肉…………150 克
菠菜…………85 克
葱段、蒜末…各少许

调料

食用油、鸡粉、料酒、盐、生抽、水淀粉 各适量

做法

1. 洗净的菠菜切长段；洗好的牛肉切薄片。

2. 牛肉片装碗，加入盐、鸡粉、料酒、生抽、水淀粉、食用油，拌匀，腌渍片刻。

3. 油起锅，放牛肉，炒匀；撒葱蒜，炒香；倒菠菜，炒至变软；加盐、鸡粉，炒匀，盛出菜肴即可。

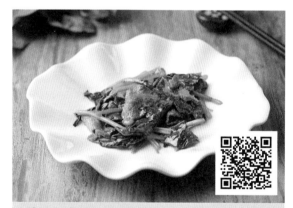

【功效】本品能补血，洁白皮肤，促进人体新陈代谢。

虾

‖ 增强体质 ‖
‖ 补脾益气 ‖

【营养成分】富含蛋白质、脂肪、碳水化合物、谷氨酸、糖类、维生素 B_1、维生素 B_2、烟酸以及钙、磷、铁、硒等矿物质。

【性味归经】性温，味甘、咸；归脾、肾经。

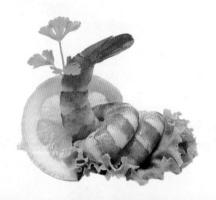

【功效解读】

虾具有补肾、壮阳、通乳之功效，属强壮补精食品，可治阳痿体倦、腰痛、腿软、筋骨疼痛、失眠不寐、产后乳少以及丹毒、痈疽等症；所含有的微量元素硒能有效预防癌症。

【选购保存】

新鲜的虾体形完整，呈青绿色，外壳硬实、发亮，头、体紧紧相连，肉质细嫩，有弹性、有光泽。

将虾的沙肠挑出，剥除虾壳，然后洒上少许酒，控干水分，再放进冰箱冷冻。

【食用宜忌】

√ 烹调虾之前，先用泡桂皮的沸水把虾冲烫一下，味道会更鲜美。

× 虾要吃新鲜的，色发红、身软的虾不新鲜，尽量不吃。

【相宜搭配】

虾	+ 燕麦	有利于牛磺酸的合成
虾	+ 白菜	增强免疫力
虾	+ 葱	益气、下乳
虾	+ 香菜	补脾益气

【相忌搭配】

虾	+ 西瓜	降低免疫力
虾	+ 南瓜	引发痢疾
虾	+ 西红柿	生成有毒物质
虾	+ 红枣	引起中毒

双花木耳炒虾仁

材料
花菜、西兰花各适量
黑木耳、鲜虾各适量
鸡蛋、姜片···· 各适量

调料
盐、料酒········ 各适量
生粉、食用油各适量

做法

1. 鸡蛋取蛋清；鲜虾去壳与虾线，加蛋清、姜、料酒、盐、生粉，抓匀，腌渍片刻；花菜、西兰花撕成朵，焯水；黑木耳泡发后焯水，备用。

2. 炒锅注油，放虾仁，炒匀；加焯过水的蔬菜，炒匀；加盐调味即可。

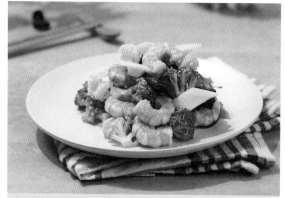

【功效】本品能清热解渴，能增强肝脏的解毒能力，提高机体免疫力。

山药芦笋炒虾仁

材料
山药···············200 克
芦笋···············150 克
虾仁···············100 克

调料
盐、水淀粉···· 各适量
料酒、香油···· 各适量
食用油·············· 适量

做法

1. 山药洗净，去皮，切成片；芦笋洗净，切成段。

2. 虾仁处理干净，剔除虾线，放入碗中，加入盐、料酒、水淀粉、食用油，拌匀，腌渍片刻。

3. 热锅注油烧热，放虾仁，炒熟，盛出；油锅加芦笋、山药，翻炒至熟，再加入熟虾炒匀即可。

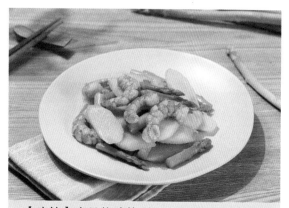

【功效】本品能清热利尿，增进食欲，提高机体代谢能力。

牡蛎

‖ 强肝解毒 ‖
‖ 净化淤血 ‖

【营养成分】含有氨基酸、肝糖元、B族维生素、牛磺酸、钙、磷、铁、锌等。

【性味归经】性微寒，味咸、涩；归肝、心、肾经。

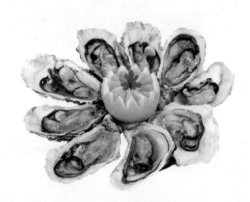

【功效解读】

牡蛎中含有的氨基酸、亚铅等矿物质和维生素，会使血液循环得到改善，女性的大敌——冷血症与低血压也能得到改善。

【选购保存】

挑选牡蛎，应该选择个头大、手感重、不开口的。新鲜的牡蛎在温度很低的情况下，可以多存活3天左右。

【食用宜忌】

√ 先准备一盆热水，将少许小苏打粉溶于热水中，然后把牡蛎干放在热水中浸泡。泡软了的牡蛎干不仅容易洗干净而且能去掉异味，洗好后用清水漂洗干净就可以了。

× 牡蛎功效虽然多，但是也不能贪吃，食用过多会引起消化不良和便秘。

【相宜搭配】

牡蛎 + 鸡蛋	促进骨骼生长	
牡蛎 + 芡实	有助治疗阴道流血	
牡蛎 + 大米	有助治疗阴道流血	
牡蛎 + 百合	润肺调中	

【相忌搭配】

牡蛎 + 啤酒	易引起痛风	
牡蛎 + 芹菜	影响锌的吸收	
牡蛎 + 葡萄	易引起肠胃不适	
牡蛎 + 柿子	易引起肠胃不适	

西红柿牡蛎汤

材料
西红柿…………80 克
牡蛎肉…………40 克
姜丝、葱花…各适量

调料
盐、食用油…各适量
料酒、芝麻油…各适量
鸡粉、胡椒粉…各适量

做法

1. 洗净的西红柿切成块。

2. 锅中注水烧开，倒入西红柿、姜丝、牡蛎，拌匀；淋入食用油、料酒，搅匀，焖煮至食材熟透。

3. 揭开锅盖，加芝麻油、胡椒粉、鸡粉、盐，拌至入味，撒葱花即可。

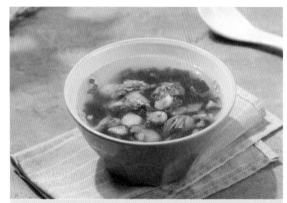

【功效】本品可促进消化，润肠通便，清热解毒。

牡蛎芦笋豆腐汤

材料
牡蛎、豆腐、芦笋、
姜片、葱花…各少许

调料
盐、鸡粉、胡椒粉、
食用油…………各适量

做法

1. 洗好的豆腐切成小方块；洗净的芦笋切段；洗净的牡蛎去除内脏，清洗干净。

2. 锅中注水烧开，加食用油、盐、鸡粉、姜片、豆腐块、牡蛎，拌匀，煮至牡蛎肉熟软。

3. 揭盖，倒入芦笋段，搅匀，煮至熟透；撒胡椒粉，拌匀，煮至汤汁入味，撒葱花即成。

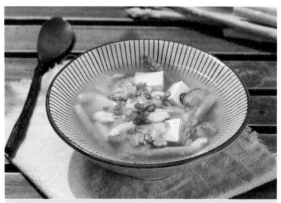

【功效】本品能补中益气、清热润燥、生津止渴。

海带

‖ 排毒 ‖
‖ 防治甲状腺肿 ‖

【营养成分】富含蛋白质、碘、钾、钙、钠、镁、铁、铜、硒、维生素 A、藻多糖。

【性味归经】性寒，味咸；归肝、胃、肾经。

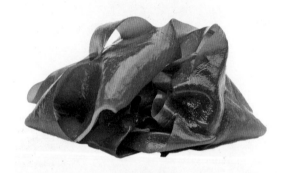

【功效解读】

海带能化痰、软坚、清热、降血压、防治夜盲症、维持甲状腺正常功能，还能抑制乳腺癌的发生。另外，海带没有热量，对于预防肥胖症颇有益。

【选购保存】

质厚实、形状宽长、身干燥、色淡黑褐或深绿、边缘无碎裂或黄化现象的，才是优质海带。

将干海带剪成长段，洗净，用淘米水泡上，煮 30 分钟，放凉后切成条，分装在保鲜袋中放入冰箱里冷冻起来。

【食用宜忌】

√ 食用前用清水浸泡；烹调时用清水煮约 15 分钟即可，以保证鲜嫩可口。

× 干海带上的白霜是营养物质甘露醇，易溶于水，在水中浸泡的时间不要过长。

【相宜搭配】

海带	+ 猪肉 	除湿
海带	+ 虾	补钙、防癌
海带	+ 豆腐	补碘
海带	+ 排骨	治皮肤瘙痒

【相忌搭配】

海带	+ 猪血	引起便秘
海带	+ 白酒	引起消化不良
海带	+ 柿子	降低营养价值
海带	+ 葡萄	减少钙的吸收

海带枸杞炖排骨

材料

排骨段·········· 400 克
海带········· 100 克
枸杞、姜片···· 各少许

调料

盐·················· 3 克
鸡粉················ 2 克
料酒·············· 5 毫升

做法

1. 洗净的海带切小块。
2. 把排骨段放沸水锅中，汆去血水，捞出，沥干。
3. 砂锅注水烧开，倒入排骨段、姜片、海带、料酒，炖至熟软；撒枸杞，拌匀；加鸡粉、盐，拌匀，煮至汤汁入味即成。

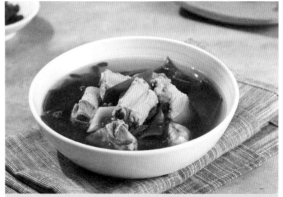

【功效】本品能利尿消肿，调节免疫力，可有效地提高自身的御寒能力。

海带汤

材料

牛肉块··········200 克
泡发海带片·····250 克
姜片·············25 克

调料

盐、料酒········ 各少许
味精、鸡粉···· 各少许
胡椒粉·············· 少许

做法

1. 锅中注水，煮沸，倒入牛肉块，煮沸，捞去浮沫；放姜片、料酒、海带，拌匀，煮沸，移至砂煲内。
2. 砂煲置于火上，盖上盖，炖煮约 40 分钟。
3. 揭盖，加盐、味精、鸡粉、胡椒粉调味，拌匀入味，取下砂煲即成。

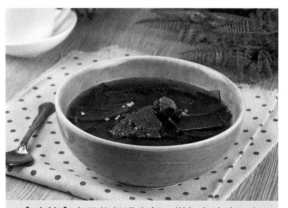

【功效】本品能促进康复，增加免疫力，促进蛋白质的新陈代谢和合成。

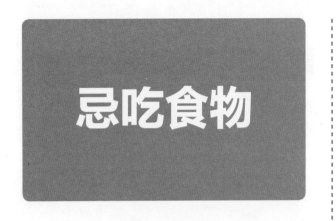

忌吃食物

猪腰

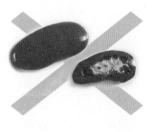

猪腰是很多男人喜爱的食物，他们认为吃腰子补肾，但请当心重金属镉损精不育。

根据台湾医院最先研究发现：猪、牛、羊的肾脏里均含有不同程度的重金属镉，男人食用的时候也会将镉吸入身体，不仅造成精子的数目减少，而且受精卵着床也会受到影响，很可能造成不育。

泡菜

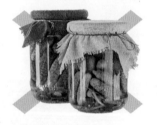

泡菜是我国部分地区人们喜欢的一种食物，它们虽然可口，但是计划怀孕的女性却不宜食用。因为泡菜中不仅含有微量的亚硝氨，还添加有防腐剂、调味品、色素等大量对人体不利的化学物质，有致癌作用，还可以诱发胎儿畸形。

泡菜在腌渍过程中，维生素 C 被大量破坏，人体如果缺乏维生素 C，会使抑制肾内草酸钙结晶体沉积和减少结石形成的能力降低。如果贪食泡菜，还可能引起泌尿系统结石。

浓茶

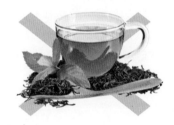

许多人习惯饮茶，因为饮茶有益人体健康，但是准备生育的女性，不宜喝太浓、太多的茶。备孕妈妈如果每天喝过多浓茶，有可能使日后怀孕的成功率降低。专家指出，浓茶中含有丰富的咖啡因与浓茶因，备孕妈妈过多摄入可致雌激素分泌减少，而体内雌激素水平下降，就有可能对卵巢的排卵功能构成不利影响，使得怀孕几率降低。

咖啡

美国全国环境卫生科学研究所的研究人员对 104 位希望怀孕的女性进行研究后得出结论：咖啡对受孕有直接影响。在这些女性中，每天喝一杯以上咖啡的女性，怀孕的可能性只是不喝此种饮料者的一半。

咖啡中的咖啡因作为一种能够影响到女性生理变化的物质，可以在一定程度上改变女性体内雌、孕激素的比例，从而间接抑制受精卵在子宫内的着床和发育。计划怀孕的备孕妈妈们如果长期、大量饮用咖啡，可以使心律加快，血压升高，不仅易患心脏病，而且还会降低受孕几率。

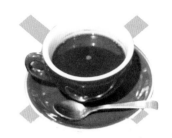

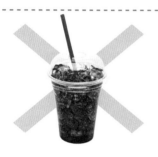

可乐

甜甜的、冒着小气泡的可乐也是不少人钟爱的日常饮品。不过，研究证明，可乐型的饮料会直接伤害精子，影响男性生育能力。如果受损伤的精子和卵子结合，很有可能导致胎儿畸形或者先天不足。

多数可乐型饮料都含有咖啡因，很容易通过胎盘的吸收进入胎儿体内，危及胎儿的大脑、心脏等重要器官，导致胎儿畸形或患先天性痴呆症。而且可乐型饮料的含糖量也较高，多饮容易引起体重增加，提高患糖尿病的风险。

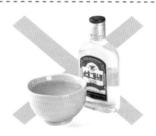

酒

大量事实证明，嗜酒会影响后代。因为酒的主要成分是酒精，当酒被胃、肠吸收后，会进入血液运行到全身，大部分在肝脏内代谢。随着饮酒量的增加，血液中的浓度随之增高，对身体的损害作用也相应增大。酒精在体内达到一定浓度时，对大脑、心脏、肝脏、生殖系统都有危害。

酒精使生殖细胞受到损害后，受毒害的卵子就很难迅速恢复健康，也可能使精卵不健全。酒后受孕可造成胎儿发育迟缓，发生胎儿畸形的可能性较大。备孕时饮酒对胎儿不利，备孕爸妈应戒酒。

Chapter 3

孕早期的饮食宜忌

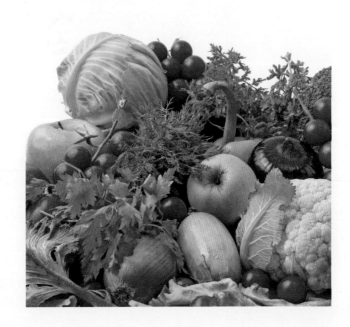

对于准妈妈来说，哪些食物能吃？怎样吃才健康？这些问题对母体和孩子一生的健康都有很大的影响。本章根据怀孕前 3 个月这一阶段孕产妇的一般特点，分别列举了食物的健康吃法，让孕育阶段的准妈妈都能够找到适合自己的营养吃法。

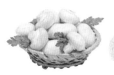 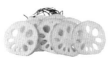 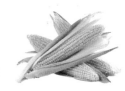

莲藕

‖ 补血益气 ‖
‖ 安定身心 ‖

【营养成分】含有蛋白质、脂肪、碳水化合物、热量、粗纤维、灰分、钙、磷、铁、胡萝卜素、硫胺素核黄素、尼克酸、抗坏血酸等营养成分。

【性味归经】性凉，味辛、甘；归肺、胃经。

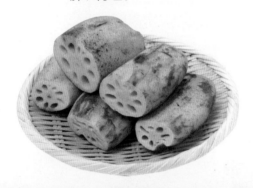

【功效解读】

莲藕具有滋阴养血的功效，可以补五脏之虚、强壮筋骨、补血养血。生食能清热润肺、凉血行淤，熟食可健脾开胃、止泄固精。

【选购保存】

莲藕选外皮呈黄褐色、较长、较粗壮的、有清香味的为好。

要保存的藕不要用水清洗，可以糊上些泥巴，放在冷凉处保存。

【食用宜忌】

√ 炒时速度要快，以免破坏口感。

× 尽量避免使用铁器烹调莲藕，否则易变色、变味；也尽量别用铁制刀切莲藕。

【相宜搭配】

莲藕 ＋猪肉 　滋阴血、健脾胃

莲藕 ＋鳝鱼 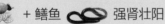 　强肾壮阳

莲藕 ＋羊肉 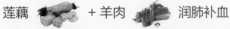 　润肺补血

莲藕 ＋生姜 　止呕

【相忌搭配】

莲藕 ＋菊花 　引起腹泻

莲藕 ＋人参 　药性相反

莲藕炒肉丁

材料

莲藕·············180 克
猪瘦肉···········120 克

调料

盐、味精、蚝油、料酒、
鸡粉、水淀粉···各适量
食用油···········适量

做法

1. 洗净去皮的莲藕切成丁；洗净的瘦肉切成丁。

2. 肉丁装碗，加盐、味精、水淀粉，拌匀，腌渍；
   锅中注水烧开，加盐、油、莲藕，煮熟，捞出。

3. 起锅，注油烧热，倒肉丁，炒匀；加料酒、莲藕、
   水、蚝油、盐、味精、鸡粉，炒匀，盛出即可。

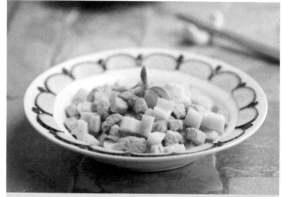

【功效】本品能补血益血、清热消暑、美容
养颜。

莲藕板栗糖水

材料

莲藕·············80 克
板栗·············100 克

调料

白糖·············15 克

做法

1. 洗净去皮的莲藕切成片；板栗去皮。

2. 砂锅中注水烧开，倒入板栗、莲藕，煮约 20
   分钟，至食材熟透。

3. 放入备好的白糖，拌匀，煮至溶化，盛出煮好
   的糖水，装碗即可。

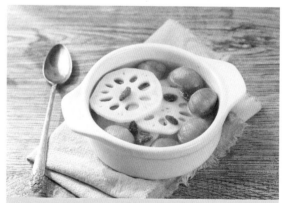

【功效】本品能供给人体较多的热能，并能
帮助脂肪代谢。

芥蓝

‖ 清心明目 ‖
‖ 软化血管 ‖

【营养成分】含有维生素 C，还含有钙、镁、磷、钾、纤维素、糖类。
【性味归经】性平，味甘；归肝、胃经。

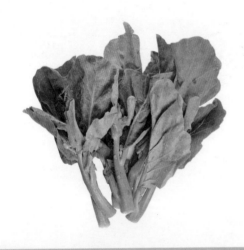

【相宜搭配】

芥蓝 +西红柿 防癌

芥蓝 +山药 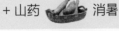 消暑

芥蓝 +牛肉 补血益气

芥蓝 +猪瘦肉 强身健体

【功效解读】

芥蓝具有利尿化痰、解毒祛风、清心明目、降低胆固醇、软化血管、预防心脏病的作用，不过久食也会抑制性激素的分泌。

【选购保存】

芥蓝不要选茎太粗的，否则容易老；最好挑节间较疏，苔叶细嫩浓绿，无黄叶的。
如果不是马上食用，采择好的芥兰不要用水清洗，这是保持青菜柔软爽口的关键。

【食用宜忌】

√ 芥蓝的食用部分是肥大的肉质茎和嫩叶，适用于炒、拌、烧，也可做配料、汤料等。
× 芥兰梗粗不易熟透，烹制时加入的汤水要比一般菜多，未熟透的芥蓝容易引起腹泻。

【相忌搭配】

芥蓝 +白酒 不利于健康

芥蓝 +咖啡 不利于健康

姜汁芥蓝

材料

芥蓝··············150 克
胡萝卜片、姜末各适量

调料

盐、鸡粉··········各适量
白糖、料酒·······各适量
水淀粉、食用油 各适量

做法

1. 洗净的芥蓝切开菜梗。
2. 锅中加水，加盐、油，煮沸，放芥蓝梗煮片刻，再将芥蓝全部浸入锅中，焯煮至断生，捞出。
3. 用油起锅，放姜、胡萝卜，爆香；加芥蓝、盐、鸡粉、白糖、料酒，炒熟；淋水淀粉勾芡，倒入熟油拌匀即可。

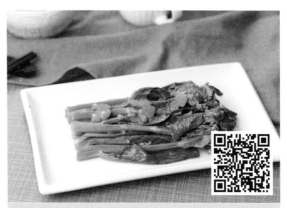

【功效】本品能增加胃肠蠕动，促进代谢，通便防癌。

蒜蓉芥蓝片

材料

芥蓝梗··········350 克
蒜末············少许

调料

料酒、鸡粉·····各适量
水淀粉·············适量
盐、食用油·····各适量

做法

1. 洗净去皮的芥蓝梗切成片。
2. 锅中注入清水烧开，加入盐、芥蓝片、食用油，搅匀，煮半分钟，捞出，沥干。
3. 用油起锅，放蒜，爆香，倒入焯过水的芥蓝，加料酒、盐、鸡粉，炒匀，淋水淀粉勾芡即成。

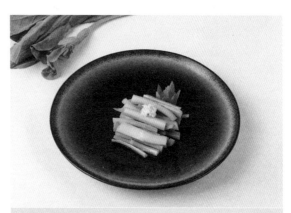

【功效】本品能清除肠胃有毒物质，刺激胃肠黏膜，促进食欲，加速消化。

西兰花

|| 防癌 ||
|| 抗衰老 ||

【营养成分】含有钙、磷、铁、钾、锌、锰等成分。

【性味归经】性凉，味甘；归脾、肾、胃经。

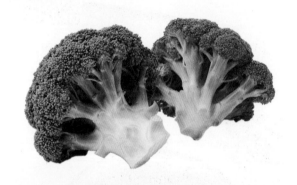

【功效解读】

西兰花有爽喉、开音、润肺、止咳的功效，长期食用可以减少乳腺癌、直肠癌及胃癌等癌症的发病几率。西兰花还能够阻止胆固醇氧化，防止血小板凝结成块，因而能降低心脏病与中风的危险。

【选购保存】

选购西兰花以菜株亮丽、花蕾紧密结实的为佳；花球表面无凹凸，整体有隆起感，拿起来没有沉重感的为良品。

用纸张或透气膜包住西兰花（纸张上可喷少量的水），然后直立放入冰箱的冷藏室，可保鲜1周左右。

【食用宜忌】

√ 菜杆切成圆片或切成条烹调会使其熟得更快。

× 西兰花焯水后应过凉开水，捞出沥干后再用，烧煮时间不宜过长，才不会破坏防癌抗癌营养成分。

【相宜搭配】

西兰花 + 胡萝卜 预防消化系统疾病

西兰花 + 西红柿 防癌抗癌

西兰花 + 枸杞 有利于营养吸收

西兰花 + 猪瘦肉 补虚强身

【相忌搭配】

西兰花 + 牛奶 影响钙质吸收

西兰花 + 咖啡 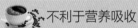 不利于营养吸收

草菇西兰花

材料

草菇、西兰花··各适量
胡萝卜片·········适量
蒜末、葱段····各适量

调料

料酒、蚝油····各适量
盐、水淀粉····各适量
食用油···········适量

做法

1. 草菇切块，焯水；西兰花切小朵，焯水，备用。

2. 起油锅，放胡萝卜、蒜葱，爆香；倒入草菇、料酒、蚝油、盐、水，炒匀；淋水淀粉，炒匀；西兰花摆入盘中，盛入炒好的草菇即可。

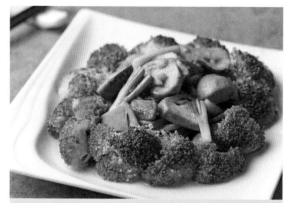

【功效】本品能促进人体新陈代谢，提高机体免疫力，增强抗病能力。

茄汁西兰花

材料

西兰花···········360 克
蒜末···············少许

调料

大豆油···········适量
盐、番茄酱····各适量
水淀粉···········适量

做法

1. 西兰花切小朵；锅中注水烧开，放盐、罕宝大豆油、西兰花，煮熟，捞出，沥干，装盘。

2. 锅中注大豆油，放蒜、番茄酱，爆香；倒入水拌匀，煮沸；放盐，用水淀粉勾芡，制成味汁，盛出，浇在盘中西兰花上即可。

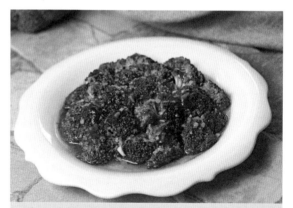

【功效】本品能增强肝脏的解毒能力，提高机体免疫力。

白萝卜

‖ 清热降火 ‖
‖ 促进消化 ‖

【营养成分】含蛋白质、糖类、B族维生素和大量的维生素 C，以及铁、钙、磷、纤维、芥子油和淀粉酶。

【性味归经】性凉，味辛、甘；归肺、胃经。

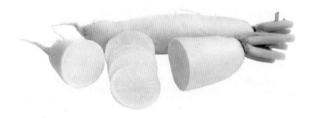

【功效解读】

白萝卜能促进新陈代谢、增强食欲、化痰清热、帮助消化、化积滞，对食积腹胀、咳痰失音、吐血、消渴、痢疾、头痛、排尿不利等病症有食疗作用。常吃白萝卜可降低血脂、软化血管、稳定血压，还可预防冠心病、动脉硬化、胆石症等疾病。

【选购保存】

以个体大小均匀、表面光滑的白萝卜为优。
白萝卜最好能带泥存放，如果室内温度不太高，可放在阴凉通风处。

【食用宜忌】

√ 白萝卜可以生食、炒食、煮食，也可做药膳，或煎汤、捣汁饮，又或直接外敷患处。
× 白萝卜宜生食，但要注意生吃后半小时内不要进食其他食物，以防其营养成分被稀释。

【相宜搭配】

白萝卜 + 紫菜		清肺热、治咳嗽
白萝卜 + 豆腐		有利消化
白萝卜 + 牛肉		补五脏、益气血
白萝卜 + 金针菇		可治消化不良

【相忌搭配】

白萝卜 + 橘子		易诱发甲状腺肿大
白萝卜 + 黄瓜		破坏维生素 C
白萝卜 + 猪肝		降低营养价值
白萝卜 + 人参		降低营养价值

白萝卜拌金针菇

材料
白萝卜、金针菇各适量
彩椒、圆椒···· 各适量
蒜末、葱花···· 各适量

调料
盐、辣椒油···· 各适量
白糖、鸡粉　各适量
芝麻油··············适量

做法

1. 洗净去皮的白萝卜切成细丝；洗好的圆椒、彩椒均切成细丝；金针菇切除根部，焯水，备用。

2. 取碗，倒入白萝卜、彩椒、圆椒、金针菇、蒜末，拌匀；加盐、鸡粉、白糖、辣椒油、芝麻油、葱花，拌匀，装入盘中即可。

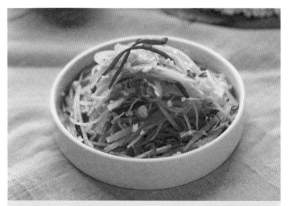

【功效】本品能增强体内的生物活性，促进新陈代谢，有利于营养素的吸收。

蒸白萝卜

材料
去皮白萝卜······· 适量
葱丝、姜丝··· 各适量
红椒丝、花椒 各适量

调料
食用油··············适量
生抽···········8 毫升

做法

1. 白萝卜切片；取盘，摆放好白萝卜，放姜丝。

2. 电蒸锅注水烧开，放白萝卜，将时间调至"8"；蒸好后取出，拿掉姜丝，放上葱丝、红椒丝。

3. 用油起锅，放入花椒，爆香；去掉花椒，将热油淋到白萝卜上面，再淋上生抽即可。

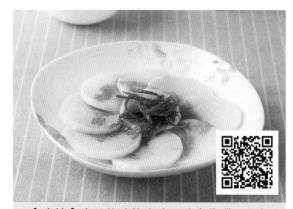

【功效】本品能清热生津、消食化滞、顺气化痰。

玉米

抗老化
排毒美肤

【营养成分】含蛋白质、脂肪、糖类、胡萝卜素、B族维生素、维生素E及丰富的钙、铁、铜、锌等多种矿物质。

【性味归经】性平，味甘；归脾、肺经。

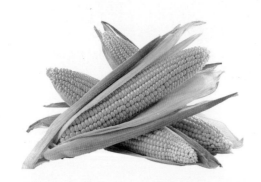

【功效解读】

玉米有开胃益智、宁心活血、调理中气等功效，还能降低血脂，可延缓人体衰老，预防脑功能退化，增强记忆力。

【选购保存】

玉米以整齐、饱满、无隙缝、色泽金黄、表面光亮者为佳。

玉米棒子需将外皮及毛须去除，洗净后擦干，用保鲜膜包起来放入冰箱中冷藏。

【食用宜忌】

√ 玉米棒可直接煮食，玉米粒可煮粥、炒菜或加工成副食品。

× 长期以玉米为主食会导致营养失衡。

【相宜搭配】

玉米 ＋洋葱 生津止渴

玉米 ＋烤肉 降低致癌物质

玉米 ＋山药 获得更多营养

玉米 ＋松仁 益寿养颜

【相忌搭配】

玉米 ＋田螺 不利于健康

玉米 ＋红薯 引起腹胀

松仁玉米

材料

玉米、松仁、黄瓜、
胡萝卜、牛奶各适量

调料

盐、白糖、水淀粉、
食用油………… 各适量

做法

1. 洗净的黄瓜切丁；洗净去皮的胡萝卜切丁。

2. 锅中注水烧开，倒入胡萝卜、玉米，煮沸，加黄瓜，煮至断生，捞出；热锅注油烧热，倒入氽煮好的食材，翻炒，加牛奶、盐、白糖、水淀粉，翻炒收汁，将炒好的菜盛出装入盘中。

3. 油起锅烧热，倒入松仁，炒香，浇在玉米上即可。

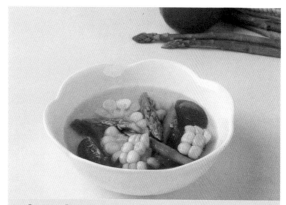

【功效】本品能健脾通便、健脑补脑、滋阴润肺。

芦笋玉米西红柿汤

材料

玉米……………200 克
芦笋……………100 克
西红柿…………100 克

调料

盐、鸡粉……… 各 2 克
食用油………… 少许

做法

1. 芦笋切段；玉米切小块；西红柿切成小块。

2. 砂锅注水烧开，倒入玉米、西红柿，煮至熟软。

3. 淋上食用油，倒入芦笋，拌匀；加盐、鸡粉，拌匀，煮至熟透，盛出即成。

【功效】本品能健胃消食、生津止渴，可消除肥胖人的饥饿感。

西红柿

‖ 抗氧化 ‖
‖ 美白肌肤 ‖

【营养成分】富含有机碱、番茄碱和维生素 A、维生素 B、维生素 C 及钙、镁、钾、钠、磷、铁等矿物质。

【性味归经】性凉，味甘、酸；归肺、肝、胃经。

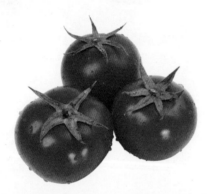

【功效解读】

西红柿具有止血、降压、利尿、健胃消食、生津止渴、清热解毒、凉血平肝的功效，可以预防宫颈癌、膀胱癌、胰腺癌等。另外，还能美容和治愈口疮。

【选购保存】

以个大、饱满、色红成熟、紧实者为佳。
常温下置于通风处能保存 3 天左右，放入冰箱冷藏可保存 5-7 天。

【食用宜忌】

√ 烹调食用，营养更高。高温破坏了西红柿细胞的细胞壁，油脂也能将西红柿红素等脂溶性抗氧化剂自然释放出来，充分发挥抗氧化作用。

× 不可长时间高温加热，因为西红柿红素遇到光、热和氧气容易分解，会失去营养功效。

【相宜搭配】

西红柿	＋蜂蜜	补血养颜
西红柿	＋鸡蛋	抗衰防老
西红柿	＋菜花	预防心血管疾病
西红柿	＋芹菜	可降血压

【相忌搭配】

西红柿	＋南瓜	降低营养价值
西红柿	＋红薯	引起呕吐
西红柿	＋白酒	导致胸闷
西红柿	＋鱼肉	抑制营养吸收

西红柿猕猴桃沙拉

材料

西红柿…………120 克
猕猴桃…………100 克
黑橄榄…………6 克

调料

橄榄油……………适量

做法

1. 洗净的猕猴桃去皮，切成片；洗净的西红柿，切成片；黑橄榄切成圈。
2. 把切好的猕猴桃、西红柿、黑橄榄装入碗中。
3. 倒入橄榄油，拌匀即可。

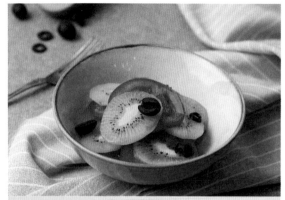

【功效】本品能帮助消化，防止便秘，清除体内有害代谢物。

糖拌西红柿

材料

西红柿…………120 克

调料

白糖………………15 克

做法

1. 洗好的西红柿切成片。
2. 把切好的西红柿片装入碗中。
3. 撒上白糖即可。

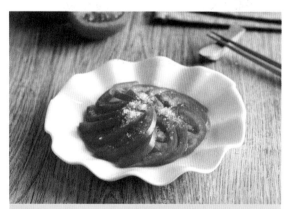

【功效】本品能减肥瘦身、生津止渴、健胃消食。

豆腐

‖ 清热除烦 ‖
‖ 增进食欲 ‖

【营养成分】含有铁、钙、磷、镁等人体必需的多种微量元素，还含有糖类、植物油和丰富的优质蛋白。

【性味归经】性凉，味甘；归脾、胃、大肠经。

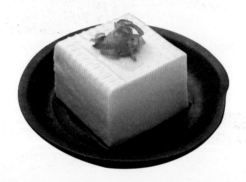

【功效解读】

豆腐除有增加营养、帮助消化、增进食欲的功能外，对牙齿、骨骼的生长发育也颇为有益，在造血功能中可增加血液中铁的含量。

【选购保存】

豆腐本身的颜色是略带点微黄色，如果色泽过于死白，有可能添加了漂白剂，不宜选购。

没有包装的豆腐很容易腐坏，买回家后应立刻浸泡于水中，并放入冰箱冷藏，烹调前再取出。

【食用宜忌】

√ 无论炒何种豆腐，都不要用锅铲铲，而要用锅铲反面轻推，才能让豆腐和配料混合均匀。

× 豆腐中含有丰富的蛋白质，一次食用过多会阻碍人体对铁的吸收，易引起蛋白质消化不良，出现腹胀、腹泻等不适症状。

【相宜搭配】

豆腐 ＋鱼类 补充钙质

豆腐 ＋西红柿 补脾健胃

豆腐 ＋猪瘦肉 补钙健体

豆腐 ＋辣椒 增强食欲

【相忌搭配】

豆腐 ＋蜂蜜 引起腹泻

豆腐 ＋鸡蛋 影响蛋白质的吸收

砂锅白菜炖豆腐

材料
冻豆腐、白菜、葱段、
高汤·············· 各适量

调料
盐、食用油··· 各适量
鸡粉、料酒··· 各适量

做法

1. 洗净的白菜切去根部，切成块；冻豆腐切块。

2. 砂锅置火上，倒入食用油烧热，注入高汤，煮至汤汁沸腾；倒入白菜、冻豆腐、清水。

3. 再加入盐、鸡粉、料酒，拌匀，煮至食材熟透，盛出炖好的菜肴，装盘，撒上葱段即成。

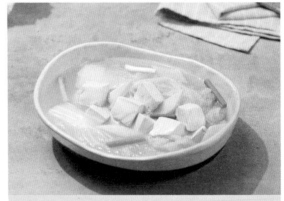

【功效】本品能解渴利尿、通利肠胃、促进消化。

菠菜豆腐汤

材料
菠菜··············120 克
豆腐··············200 克
水发海带········150 克

调料
盐··············· 2 克

做法

1. 海带切小块；菠菜切段；豆腐切小方块。

2. 锅中注水烧开，放海带、豆腐，煮沸 。

3. 倒入菠菜，拌匀，略煮片刻至其断生；加入盐，拌匀，煮至入味，盛出煮好的汤料即可。

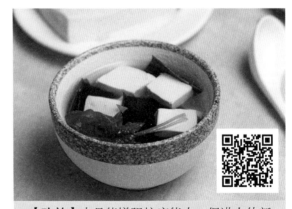

【功效】本品能增强抗病能力，促进人体新陈代谢。

口蘑

‖ 提高免疫力 ‖
‖ 保护肝脏 ‖

【营养成分】含有蛋白质、维生素A、B族维生素以及铁、钾、硒、铜、镁、锌等矿物质。

【性味归经】性平，味甘；归肺、心经。

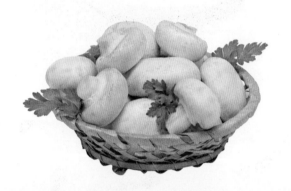

【功效解读】

口蘑能够防止过氧化物损害机体，帮助治疗因缺硒引起的血压升高和血黏度增加，调节甲状腺，提高免疫力，可抑制血清和肝脏中胆固醇上升，对肝脏起到良好的保护作用。

【选购保存】

要选择个体完整、无异味的新鲜口蘑。
口蘑不宜保存，建议现买现食。

【食用宜忌】

√ 市场上有泡在液体中的袋装口蘑，食用前一定要多漂洗几遍，以去掉某些化学物质。

× 口蘑本身味道鲜美，吃时不用再放鸡精和味精。

【相宜搭配】

口蘑 	+ 鸡肉	补中益气
口蘑	+ 鹌鹑蛋	防治肝炎
口蘑	+ 猪瘦肉	益气安神
口蘑	+ 芹菜	降压降脂

【相忌搭配】

口蘑	+ 味精	鲜味反失
口蘑 	+ 鸡精	鲜味反失

蒜苗炒口蘑

材料

口蘑··············250 克
蒜苗················2 根
朝天椒圈、姜片各少许

调料

盐、鸡粉······· 各适量
蚝油、水淀粉各适量
生抽、食用油各适量

做法

1. 洗净的口蘑切厚片；洗好的蒜苗斜刀切段。
2. 锅中注水烧开，倒入口蘑，氽煮至断生，捞出。
3. 另起锅注油，倒入姜、朝天椒圈、爆香；倒入口蘑、生抽、蚝油、炒熟；注水，加盐、鸡粉、蒜苗，炒至断生；用水淀粉勾芡即可。

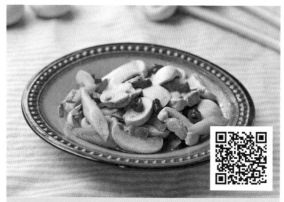

【功效】本品能预防骨质疏松，抗氧化，提高人体免疫力。

香煎口蘑

材料

五花肉、口蘑各适量
葱段、香菜段各适量
朝天椒··············适量
姜片、蒜末··· 各适量

调料

盐、黑胡椒粉各适量
水淀粉、料酒各适量
豆瓣酱、生抽各适量
食用油··············适量

做法

1. 口蘑切片，焯水；朝天椒切圈；五花肉切片。
2. 起油锅，放五花肉、料酒，炒香，盛出。
3. 锅底留油，倒入口蘑，煎香；放蒜姜葱，炒香，倒入五花肉、全部调料，炒熟，撒入香菜段即可。

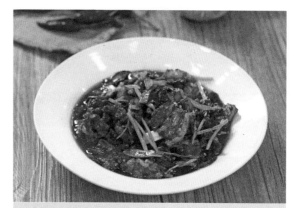

【功效】本品能预防便秘、促进排毒、解表化痰。

猴头菇

‖ 健脾养胃 ‖
‖ 滋补强身 ‖

【营养成分】含蛋白质、粗纤维、维生素E、钾、钠、钙、镁、铁、锌、磷、灰分、尼克酸、抗坏血酸。

【性味归经】性平，味甘；归脾、胃、心经。

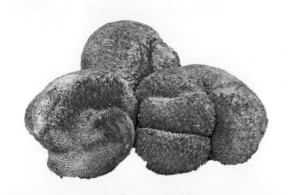

【功效解读】

猴头菇中的有效成分能促进脑神经细胞生长和再生，对预防和治疗老年痴呆症有良好效果。

【选购保存】

买猴头菇时，可根据外形、颜色、气味来判断其品质优劣。

买来一时吃不完的猴头菇，可采用通风储存法和冰箱冷藏法等方法保存。

【食用宜忌】

√ 使用淘米水洗涤，可以去除猴头菇的涩味，提高香味，口感更柔软。

× 霉烂变质的猴头菇不可食用。

【相宜搭配】

猴头菇 + 银耳 有助睡眠

猴头菇 + 猪蹄 去湿养胃

猴头菇 + 黄芪 滋补身体

猴头菇 + 猪瘦肉 益气养胃

【相忌搭配】

猴头菇 + 野鸡肉 易导致胃出血

猴头菇 + 咖啡  损害肠胃

猴头菇瘦肉汤

材料
猪瘦肉…………120 克
水发猴头菇……90 克
陈皮、枸杞…各少许

调料
盐、鸡粉……各适量
水淀粉…………适量
食用油…………适量

做法

1. 洗净的猴头菇切成小片；洗净的瘦肉切成片。
2. 肉片装碗，加盐、鸡粉、水淀粉、油、腌渍入味。
3. 砂锅注水烧开，放陈皮、枸杞、猴头菇，煮熟；加瘦肉，搅匀，煮熟，掠去浮沫；加盐、鸡粉，拌匀，煮至入味，盛出煮好的瘦肉汤即成。

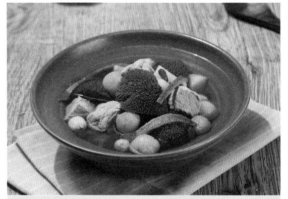

【功效】本品能润肠胃，生津液，保护肠胃，解热毒。

香卤猴头菇

材料
水发猴头菇……适量
八角、桂皮…各适量
姜片……………适量

调料
生抽、盐、水淀粉、
白糖、料酒、鸡汁、
鸡粉、老抽…各适量
食用油…………适量

做法

1. 洗好的猴头菇切成片。
2. 油起锅，放姜片、八角、桂皮，炒香；加水、生抽、盐、鸡粉、白糖、料酒、鸡汁、老抽，拌匀，煮沸；放猴头菇，卤至入味。
3. 揭开盖子，淋入水淀粉，炒匀，盛出即可。

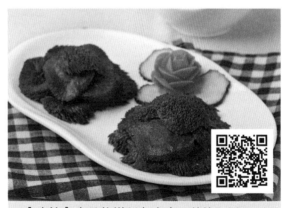

【功效】本品能增强免疫力，养护肠胃，可促进脑神经细胞生长和再生。

猕猴桃

‖ 提高肌体活性 ‖
‖ 促进新陈代谢 ‖

【营养成分】 含有多种维生素、脂肪、蛋白质、解元酸、钙、磷、铁、镁、果胶。

【性味归经】 性寒，味甘、酸；归胃、膀胱经。

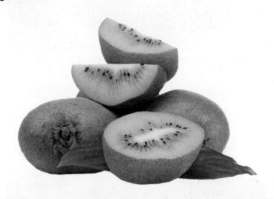

【功效解读】

猕猴桃有生津解热、调中下气、止渴利尿、滋补强身之功效。含有硫醇蛋白的水解酶和超氧化物歧化酶，具有养颜、提高免疫力、抗癌、抗衰老、抗肿消炎的功能；含有的血清促进素具有稳定情绪、镇静心情的作用。

【选购保存】

要选择果实饱满、绒毛尚未脱落的果实，过于软的果实不宜买。

还未成熟的果实可以和苹果放在一起，有催熟作用。保存时间不宜太长，应尽快食用。

【食用宜忌】

√ 餐前食用主要是摄取其中所含的营养成分，而餐后食用则可促进消化。

× 榨汁给儿童食用可避免过敏，但要稀释果汁。

【相宜搭配】		
猕猴桃 + 蜂蜜	清热生津
猕猴桃 + 生姜	清热和胃
猕猴桃 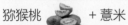 + 薏米	抑制癌细胞
猕猴桃 + 橙子	预防关节磨损

【相忌搭配】		
猕猴桃 + 牛奶	引起腹胀、腹痛
猕猴桃 + 胡萝卜	破坏维生素 C

猕猴桃刀豆沙拉

材料

猕猴桃…………… 适量

圣女果…… 适量

刀豆、杏仁… 各适量

葡萄干…………… 适量

调料

沙拉酱………… 适量

做法

1. 猕猴桃去皮，切片；刀豆去蒂，切成斜片；洗净的圣女果对半切开；把切好的食材放入碗中。

2. 再加入杏仁、葡萄干，淋上沙拉酱，拌匀即可。

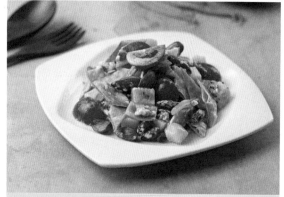

【功效】本品能提高机体的抗病能力和康复能力，增强新陈代谢。

猕猴桃苹果蛋饼

材料

猕猴桃…………… 适量

低筋面粉………… 适量

苹果、鸡蛋… 各适量

调料

食用油………… 适量

白糖、盐…… 各适量

做法

1. 取碗，倒入低筋面粉、白糖、盐、鸡蛋，拌匀。

2. 平底锅涂油烧热，将面糊均匀地淋在锅中，煎约 2 分钟至饼皮两面都呈金黄色，放入盘中。

3. 将猕猴桃、苹果均去皮，切小丁，铺在蛋饼上，卷起即可。

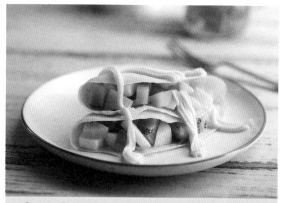

【功效】本品能促进胃肠蠕动，维持酸碱平衡，还增强体力和抗病能力。

柠檬

‖ 清热化痰 ‖
‖ 抗菌消炎 ‖

【营养成分】含 有 糖、钙、磷、铁、维生素 A、维生素 B$_1$、维生素 B$_2$、香豆精类、类固醇、挥发油、橙皮甙、草酸钙、果胶。

【性味归经】性微温，味甘、酸；归肺、胃经。

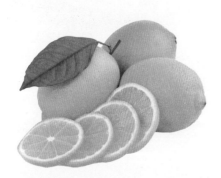

【功效解读】

柠檬具有生津祛暑、化痰止咳、健脾消食之功效，可用于暑天烦渴、孕妇食少、胎动不安、高血脂等症。

【选购保存】

新鲜的柠檬色泽很鲜艳，鲜黄色的，而且色泽分布很均匀，不会黄绿分布，皮是发亮的，顶部的蒂是绿色的。

可以把柠檬用保鲜纸包好放进冰箱，这是最简单又最容易的贮藏方法。

【食用宜忌】

√ 蜂蜜柠檬水能有效缓解感冒咽喉不适。感冒初起时，用一个柠檬，带皮切片，加少量蜜糖冲水饮，可以纾缓喉痛、减少喉咙干痒不适。

× 喝完牛奶不宜马上喝柠檬水，这样会破坏牛奶的营养。

【相宜搭配】

柠檬 ＋马蹄 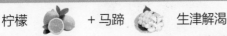 生津解渴

柠檬 ＋鸡肉 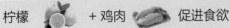 促进食欲

柠檬 ＋香菇 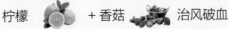 治风破血

柠檬 ＋蜂蜜 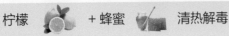 清热解毒

【相忌搭配】

柠檬 ＋牛奶 影响蛋白质的吸收

柠檬 ＋山楂 影响肠胃消化功能

柠檬 ＋胡萝卜 破坏维生素 C

柠檬 ＋橘子 易导致消化道溃疡

柠檬花生黑米粥

材料

熟黑米…………60 克
花生……………50 克
柠檬……………40 克

调料

冰糖……………30 克

做法

1. 洗净的柠檬切成片；把柠檬片装盘。

2. 锅中倒入清水，放入花生，煮至花生熟软；再将煮熟的黑米倒入锅中，煮至食材熟烂。

3. 揭盖，将冰糖、柠檬依次倒入锅中，搅匀，煮至冰糖完全溶化，将煮好的甜粥盛出即可。

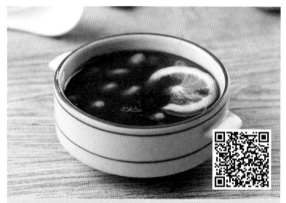

【功效】本品能滋阴补肾、健脾暖肝、补益脾胃。

柠檬瓜果沙拉

材料

去皮黄瓜、去皮苹果、
柠檬、葡萄…各适量

调料

白糖………………3 克
白醋、蜂蜜…各适量

做法

1. 洗净的黄瓜切片；洗好的苹果去核，切成丁；洗净的葡萄对半切开。

2. 取碗，挤入柠檬汁，加白糖、白醋、蜂蜜，拌匀。

3. 取盘，摆放好黄瓜、苹果，浇上制好的汁液，用葡萄做装饰即可。

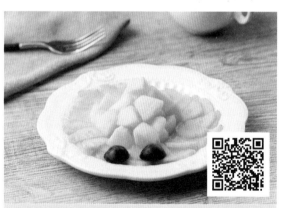

【功效】本品能协助人体顺利排出废物，减少有害物质对皮肤的危害。

石榴

‖健胃提神‖
‖增强食欲‖

【营养成分】含有维生素C及B族维生素，有机酸、糖类、蛋白质、脂肪，以及钙、磷、钾等矿物质。
【性味归经】性温，味甘、酸、涩；归肺、肾、大肠经。

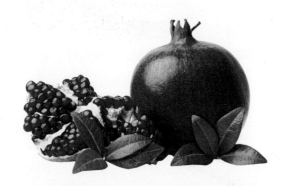

【功效解读】

石榴具有生津止渴、涩肠止泻、杀虫止痢的功效。石榴含有石榴酸等多种有机酸，能帮助消化吸收，增强食欲；石榴具有明显的收敛、抑制细菌、抗病毒的作用。

【选购保存】

看光泽亮不亮，如果光亮说明石榴很新鲜。
石榴放在昏暗、阴凉处保存，如厨橱柜中，保存长达1个月；也可以视成熟程度，存放在冰箱里可长达2个月。

【食用宜忌】

√ 在石榴的顶端横切一刀，再顺着石榴的白筋在外皮上划几刀，刀口不要太深，就能轻易取出石榴籽。
× 切记石榴不要和海味一起吃，以免刺激胃肠，出现腹痛、恶心、呕吐等症状，损害人体健康。

【相宜搭配】

石榴	+小茴香	治疗久痢
石榴	+冰糖	生津止渴
石榴	+山楂	治痢疾
石榴	+生姜	增加食欲

【相忌搭配】

石榴	+螃蟹	刺激肠胃
石榴	+土豆	引起中毒
石榴	+带鱼	引起头晕、恶心

石榴银耳莲子羹

材料

石榴果肉⋯⋯⋯120 克
水发银耳⋯⋯⋯150 克
水发莲子⋯⋯⋯80 克

调料

白糖⋯⋯⋯⋯⋯5 克
水淀粉⋯⋯⋯10 毫升

做法

1. 将泡发洗好的银耳切成小块，备用。
2. 取榨汁机，放石榴果肉、水，榨取石榴汁，滤出。
3. 砂锅中注水烧开，放莲子、银耳，炖至熟软；倒入石榴汁、白糖、水淀粉，拌匀；盛出煮好的甜汤，装入汤碗中即可。

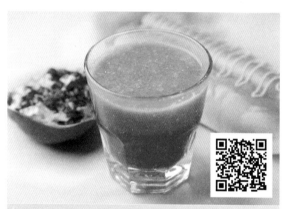

【功效】本品能清热解暑，生津止渴，提高身体免疫力。

石榴汁

材料

石榴果肉⋯⋯⋯150 克

调料

蜂蜜⋯⋯⋯⋯⋯少许

做法

1. 取榨汁机，倒入石榴果肉，注入纯净水，盖好盖。
2. 选择"榨汁"功能，榨取果汁，倒出石榴汁，装入杯中。
3. 加入少许蜂蜜拌匀即成。

【功效】本品能消除疲劳、美容护肤、润肠通便。

小米

‖ 滋阴补血 ‖
‖ 健脾和胃 ‖

【营养成分】含有淀粉、蛋白质、脂肪、钙、磷、铁、维生素 B_1、维生素 B_2 及胡萝卜素等。

【性味归经】性凉，味甘、咸，陈者性寒，味苦；归脾、肾经。

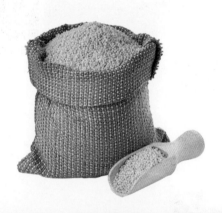

【功效解读】

小米有健脾、和胃、安眠等功效。小米中富含人体必需的氨基酸，是体弱多病者的滋补保健佳品。小米含有大量的碳水化合物，对缓解精神压力、消除紧张和乏力等有很大的作用。

【选购保存】

购买时应首选正规商场和较大的超市。宜购买米粒大小一致、颜色均匀，且无虫、无杂质的小米。贮存于低温干燥避光处。

【食用宜忌】

√ 煮小米粥可适当多加水，用小火熬煮并注意搅动。
× 淘米时不要用手搓，也不要长时间浸泡或用热水淘米，以免营养素流失。

【相宜搭配】

小米	+ 红糖		补虚、补血
小米 	+ 绿豆		营养成分互补
小米	+ 苦瓜		清热解暑
小米	+ 桂圆		补血养心

【相忌搭配】

小米	+ 杏仁		引起呕吐、泄泻
小米	+ 醋		降低营养成分

小米蒸红薯

材料

水发小米⋯⋯⋯80 克
去皮红薯⋯⋯⋯250 克

做法

1. 红薯切小块，装碗，倒入泡好的小米，拌匀，将拌匀的食材装盘。

2. 备好已注水烧开的电蒸锅，放入食材；加盖，调好时间旋钮，蒸 30 分钟至熟。

3. 揭盖，取出蒸好的小米和红薯即可。

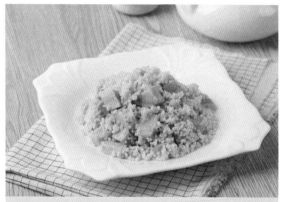

【功效】本品能保护视力，保持血管弹性，促使排便通畅。

红豆小米粥

材料

红豆⋯⋯⋯⋯20 克
小米⋯⋯⋯⋯50 克
大米⋯⋯⋯⋯30 克

做法

1. 红豆、大米挑拣干净，用清水洗净，倒入锅中，加适量水浸泡 2 小时。

2. 小米用清水淘洗干净，倒入锅中。

3. 选取电饭煲 1 小时煮粥功能，煮至粥黏稠即可。

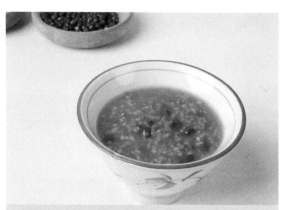

【功效】本品能刺激胃液的分泌，有助于消化。

鸭肉

‖ 滋阴养胃 ‖
‖ 清热健脾 ‖

【营养成分】 富含蛋白质、B族维生素、维生素E以及铁、铜、锌等微量元素。

【性味归经】 性寒，味甘、咸；归脾、胃、肺、肾经。

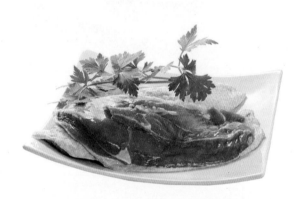

【功效解读】

鸭肉具有养胃滋阴、清肺解热、大补虚劳、利水消肿之功效，用于治疗咳嗽痰少、咽喉干燥、阴虚阳亢之头晕头痛、水肿、小便不利。鸭肉不仅脂肪含量低，且所含脂肪主要是不饱和脂肪酸，能起到保护心脏的作用。

【选购保存】

要选择肌肉新鲜、脂肪有光泽的鸭肉。
保存鸭肉的方法很多，我国农村用熏、腊、风、腌等方法保存。

【食用宜忌】

√ 炖制老鸭时，加几片火腿或腊肉，能增加鸭肉的鲜香味。
× 鸭肉易变质，可烹熟之后再保存。

【相宜搭配】

鸭肉	+ 白菜	促进胆固醇的代谢
鸭肉	+ 芥菜	滋阴润肺
鸭肉 	+ 山药	滋阴润肺
鸭肉 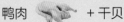	+ 干贝	提供丰富的蛋白质

【相忌搭配】

鸭肉 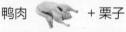	+ 栗子	引起中毒
鸭肉	+ 甲鱼	导致水肿、泄泻

泡椒炒鸭肉

材料

泡小米椒、灯笼泡椒、
鸭肉、姜片···· 各适量
蒜末、葱段···· 各适量

调料

豆瓣酱、盐、鸡粉、
牛抽、料酒、水淀粉、
食用油·········· 各适量

做法

1. 灯笼泡椒切块；泡小米椒切小段；鸭肉切小块。
2. 鸭肉装碗，加生抽、盐、鸡粉、料酒、水淀粉，腌渍；锅中注水烧开，放鸭肉块，焯煮，捞出。
3. 油起锅，放鸭肉，炒匀；加蒜、姜、全部调料，炒匀；注水，煮熟，撒上葱段即成。

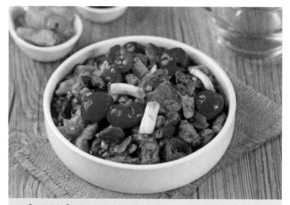

【功效】本品能增强肠胃蠕动，促进消化液分泌，改善食欲。

彩椒黄瓜炒鸭肉

材料

鸭肉················· 适量
黄瓜、彩椒···· 各适量
姜片、葱段···· 各适量

调料

盐、鸡粉······· 各适量
生抽、水淀粉、料酒、
食用油·········· 各适量

做法

1. 彩椒去籽，切成小块；洗好的黄瓜去瓤，切成块。
2. 鸭肉装碗，加生抽、料酒、水淀粉，腌渍入味。
3. 油起锅，放姜葱，爆香，倒入鸭肉，炒至变色；加料酒、彩椒、黄瓜、盐、鸡粉、生抽、水淀粉，炒至食材入味；盛出炒好的菜肴，装盘即可。

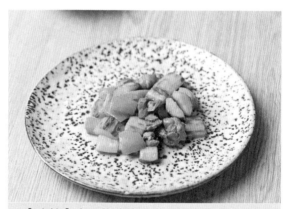

【功效】本品能清热利水、解毒消肿、生津止渴。

牛奶

‖ 镇静安神 ‖
‖ 美容养颜 ‖

【营养成分】钙、磷、钾等矿物质含量丰富。

【性味归经】性平，味甘；归心、肺、肾、胃经。

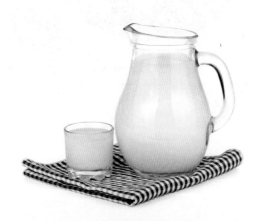

【功效解读】

牛奶具有补肺养胃、生津润肠的功效，能润泽肌肤，经常饮用可使皮肤白皙光滑，增加弹性，还能保护表皮、防裂、防皱。

【选购保存】

要选择品质有保证的牛奶，新鲜优质的牛奶应有鲜美的乳香味，以乳白色、无杂质、质地均匀的为宜。牛奶买回后应尽快放入冰箱冷藏，以低于7℃为宜。

【食用宜忌】

√ 用旺火煮奶，奶将要开时马上离火，然后再加热，如此反复3~4次，既能保持牛奶的营养，又能有效地杀死奶中的细菌。

× 空腹喝牛奶后，牛奶在胃肠道通过时间加快，在胃内停留时间变短，吸收效率就会降低。

【相宜搭配】		
牛奶	+ 木瓜	美白养颜
牛奶	+ 火龙果	润肠通便
牛奶	+ 燕麦 	增强营养
牛奶	+ 洋葱	刺激食欲

【相忌搭配】		
牛奶	+ 橘子	易引起腹胀
牛奶	+ 醋	不利于消化吸收

玉米牛奶饮

材料　　　　　　**调料**

玉米··············60 克　　白糖··············适量

牛奶·····　150 毫刀

做法

1. 洗净的玉米剥成粒。
2. 取榨汁机，选择搅拌刀座组合，倒入玉米粒，加入牛奶、纯净水，撒上白糖，盖好盖子。
3. 选择"榨汁"功能，榨取果汁，倒出果汁，装入杯中即成。

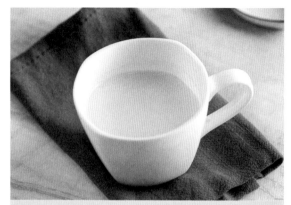

【功效】本品能增强记忆力，抗衰老，促进胃肠蠕动。

牛奶洋葱汤

材料

洋葱··············60 克

牛奶···········150 毫升

做法

1. 洗净的洋葱切成丝。
2. 奶锅中注入牛奶，煮沸。
3. 再加入洋葱，煮至熟软，盛出即可。

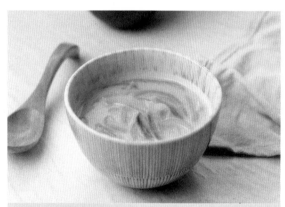

【功效】本品能促进消化，有助于增加骨密度，防止骨质疏松。

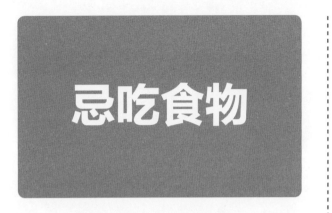

忌吃食物

马齿苋

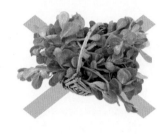

马齿苋又称马齿菜，既可药用又可食用。但因其性寒，所以怀孕早期，尤其是有习惯性流产史的孕妈妈应禁食。

近代临床实践认为马齿苋汁对子宫有明显的兴奋作用，使子宫收缩次数增多、强度增大，容易造成流产。

芦荟

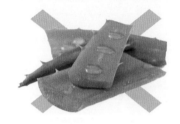

芦荟是集食用、药用、美容、观赏于一身的保健植物，深受女性的喜欢。不过孕妈妈食用芦荟可能引起消化道不良，如出现恶心、呕吐、腹痛、腹泻甚至便血，严重者还可能引起肾脏功能损伤。芦荟还能使女性骨盆内脏器官充血，促进子宫的运动，孕妈妈服用容易引起腹痛，导致出血量增多甚至流产。

另外，孕妈妈也不可食用含有芦荟成分的保健品，不宜使用含有芦荟成分的护肤品。

益母草

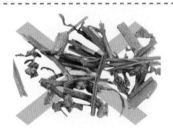

益母草在治疗女性月经不调、胎漏难产、胞衣不下、产后血晕、淤血腹痛、崩中漏下、尿血、泻血方面有着较高的食用功效。

但是经研究发现，益母草对妇女子宫，无论是有孕无孕、孕早期或孕晚期妊娠子宫有明显的兴奋作用，会使子宫强力收缩，对于孕妈妈来说存在危险。因此，为了保证胎儿的安全，孕妈妈一定禁食益母草。

桂圆

桂圆主要含葡萄糖、蔗糖、维生素等物质，营养丰富。民间有"孕妇吃桂圆可保胎"的说法，但这种说法是不科学的，应该加以纠正。中医学认为，桂圆虽有补心安神、养血益脾的功效，但其性温大热，极易助火，一切阴虚内热体质及患热性病者均不宜食用。

孕妈妈阴血偏虚，阴虚则滋生内热，因此往往有大便干燥、口干而胎热、肝经郁热的症候。孕妈妈食用桂圆后，不仅不能保胎，反而易出现漏红、腹痛等先兆流产症状，而孕晚期食用有可能导致"见红"、早产。

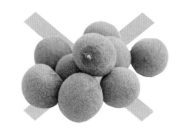

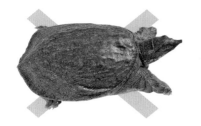

甲鱼

甲鱼本身含有丰富的蛋白质，还具有通血络和活血的作用，可散淤块、打散肿瘤。因此，临床上使用甲鱼对肿瘤病人进行食物治疗，抑制肿瘤的生长。但对孕妈妈来说，甲鱼却是必须禁食的，因为它会对正在子宫内生长的胎儿造成破坏，抑制其生长，易造成流产或对胎儿生长不利。而且甲鱼本就是咸寒食物，食用可能导致堕胎，尤其是鳖甲的堕胎之力比鳖肉更强。另外，患有妊娠合并慢性肾炎、肝硬化、肝炎的孕妈妈吃甲鱼，有可能诱发肝昏迷。所以孕妈妈应禁食甲鱼。

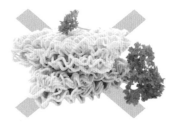

方便面

现在市场上各种方便食品很多，如方便面。孕妈妈营养不良会影响胎儿发育，造成新生婴儿体重不足。孕妈妈如果过分依赖方便食品，尤其是在怀孕前3个月，虽然可以维持腹饱的状态，但是孕期所需的营养会严重不足。

科学研究证明，在孕早期要形成良好的胎盘及丰富的血管，需要补充足量的脂肪酸，这对胎儿大脑发育也有好处。而孕妈妈过分依赖方便食品，会使脂肪酸不足。因此，孕妈妈千万不要多吃这类食品。

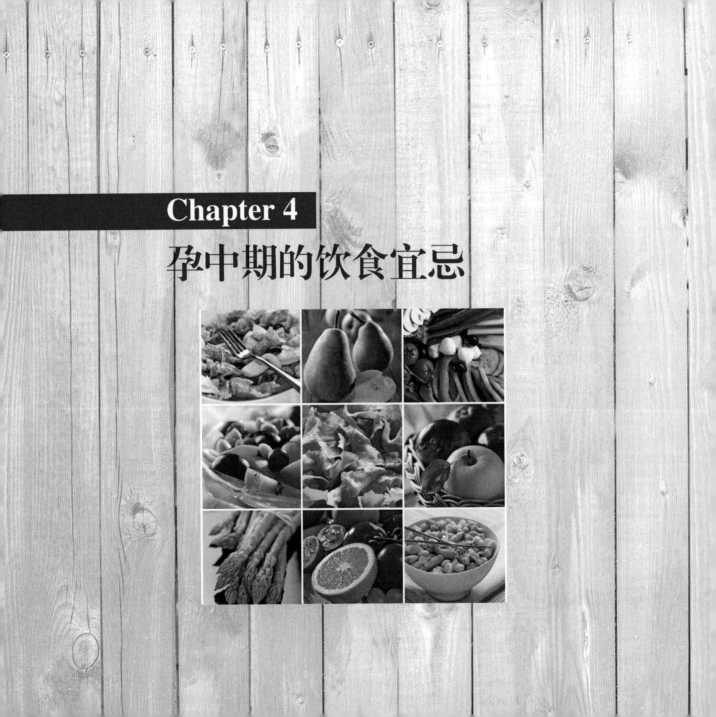

Chapter 4
孕中期的饮食宜忌

孕中期胎儿逐渐趋于稳定，孕妈妈也逐渐适应了怀孕的生活状态，而妊娠反应已逐渐减轻，食欲开始增加。这个时期，孕妈妈应增加各种营养的摄入，尽量满足胎儿迅速生长及母体营养素贮存的需要。那么，什么食物能吃，什么食物不能吃，孕妈妈一定要做到心中有数。

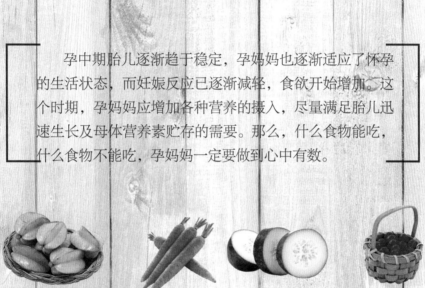

胡萝卜

‖ 益肝明目 ‖
‖ 增强免疫力 ‖

【营养成分】 含糖类、蛋白质、脂肪、碳水化合物、胡萝卜素、B族维生素、维生素C。

【性味归经】 性平，味甘、涩；归心、肺、脾、胃经。

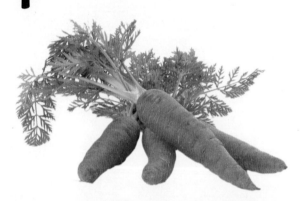

【功效解读】

胡萝卜有健脾和胃、补肝明目、清热解毒、壮阳补肾、透疹、降气止咳等功效，对于肠胃不适、麻疹、百日咳、小儿营养不良等症状有食疗作用。

【选购保存】

要选根粗大、心细小，质地脆嫩、外形完整的胡萝卜。另外，表面光泽、感觉沉重的为佳。

胡萝卜存放前不要用水冲洗，只需将胡萝卜的头部切掉。再放入冰箱冷藏便可保鲜5天。

【食用宜忌】

√ 胡萝卜所含的维生素A为脂溶性维生素，烹调时最好用油炒油炖，便于人体吸收。

× 烹调时加醋会破坏β－胡萝卜素，降低营养价值。

【相宜搭配】

胡萝卜 +香菜		开胃消食
胡萝卜 +绿豆芽		排毒瘦身
胡萝卜 +菠菜		防止中风
胡萝卜 +莴笋		强心健脾

【相忌搭配】

胡萝卜 +山楂		破坏维生素C
胡萝卜 +柑橘		降低营养价值
胡萝卜 +红枣		降低营养价值
胡萝卜 +柠檬		破坏维生素C

菠菜拌胡萝卜

材料

胡萝卜…………85克
菠菜………　…200克
蒜末、葱花… 各适量

调料

盐、芝麻油… 各适量
鸡粉、生抽… 各适量
食用油………… 适量

做法

1. 去皮的胡萝卜切丝；菠菜切去根部，切段。

2. 锅中注水烧开，加油、盐、胡萝卜丝，焯煮，倒入菠菜，拌匀，煮至熟软，捞出，沥干。

3. 将焯好的胡萝卜、菠菜装碗，加蒜、葱、盐、鸡粉、生抽、芝麻油，拌至入味即成。

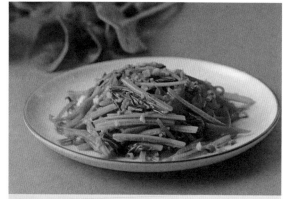

【功效】本品能通便清热，理气补血，增强抵抗力。

胡萝卜爆鸭丝

材料

鸭胸肉…………250克
胡萝卜…………100克
芹菜……………60克

调料

食用油、盐、鸡粉、
生抽、料酒、
水淀粉………… 各适量

做法

1. 洗净的胡萝卜切成丝；洗净的芹菜切丝。

2. 锅中注水，放鸭胸肉，煮熟捞出；鸭胸肉切丝；鸭肉丝放碗中，加生抽、水淀粉，腌渍片刻。

3. 起油锅，放鸭肉丝，炒匀；加盐、料酒、生抽、胡萝卜、芹菜、鸡粉，炒熟，淋水淀粉勾芡即可。

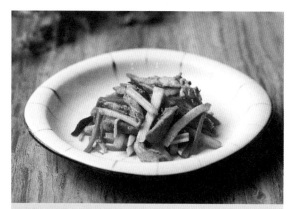

【功效】本品能镇静安神、养血补虚、清热解毒。

黄豆芽

‖ 养气补血 ‖
‖ 美容护发 ‖

【营养成分】黄豆芽含有黄豆中所含有的优质植物性蛋白和维生素 B_1、维生素 B_2，以及钙、钾、磷和铁等丰富的矿物质。

【性味归经】性凉，味甘；归脾、大肠经。

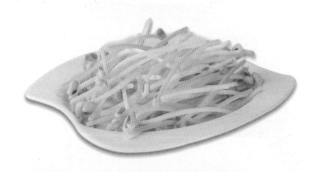

【功效解读】

黄豆芽具有清热明目、补气养血、消肿除痹、祛黑痣、治疣赘、润肌肤、防止牙龈出血及心血管硬化以及降低胆固醇等功效。

【选购保存】

购买时最好选购顶芽大、茎长、有须根的豆芽比较有质量保障。

豆芽质地娇嫩，含水量大，一般保存起来有两种方法，一种是用水浸泡保存，另一种是放入冰箱冷藏。

【食用宜忌】

√ 黄豆芽性寒，冬季烹调时最好放少许姜丝，中和其寒性；加些醋同煮可防止营养流失。

× 烹调时不要添加过多盐，也不要炒得太久。

【相宜搭配】

黄豆芽 ＋黑木耳 提供全面的营养

黄豆芽 ＋牛肉 预防感冒

黄豆芽 ＋榨菜 增进食欲

黄豆芽 ＋鲫鱼 通乳汁

【相忌搭配】

黄豆芽 ＋猪肝 破坏营养

黄豆芽 ＋皮蛋 导致腹泻

小白菜炒黄豆芽

材料

小白菜…………200 克
黄豆芽…………200 克
葱花………………5 克

调料

盐、食用油… 各少许

做法

1. 将小白菜洗净切段。
2. 将黄豆芽洗净，去掉豆皮等杂质。
3. 锅内加少许油烧热，加入葱花煸香，放入黄豆芽、小白菜煸炒，炒至将熟，加盐炒匀即可。

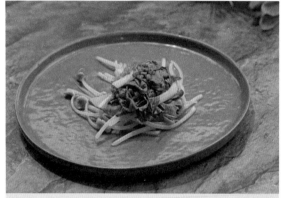

【功效】本品能润泽肌肤、强身健体、清肺、排毒。

黄豆芽拌海带

材料

黄豆芽……………适量
海带、葱花…各适量
红椒块……………适量

调料

盐、白糖………各适量
生抽、陈醋…各适量
芝麻油……………适量
食用油……………适量

做法

1. 洗净的海带切成丝。
2. 锅中注水烧开，放食用油、盐、黄豆芽，拌匀，煮半分钟，下入海带，煮至熟，捞出。
3. 把食材装碗，加盐、白糖、生抽、陈醋、红椒块、葱花、芝麻油，拌匀盛出即可。

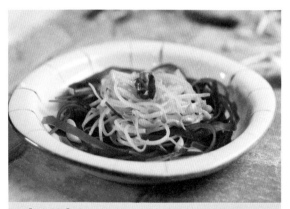

【功效】本品能增强免疫力、降血脂、补钙、美容。

包菜

‖润肠通便‖
‖杀菌消炎‖

【营养成分】含有维生素 C、B 族维生素、维生素 U、钙、铁、磷、膳食纤维等成分。

【性味归经】性平，味甘、无毒；归脾、胃经。

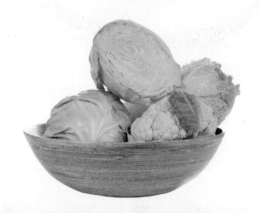

【功效解读】

包菜有补骨髓、润脏腑、益心力、壮筋骨、利脏器、祛结气、清热止痛、增进食欲、促进消化、预防便秘的功效，对睡眠不佳、皮肤粗糙、皮肤过敏、关节屈伸不利、胃脘疼痛等病症患者有食疗作用。

【选购保存】

平头型、圆头型的菜球大、紧实、叶肥嫩，味道好；菜球紧实，同重量体积小者为佳。

包菜可置于阴凉通风处保存 2 周左右。

【食用宜忌】

√ 烹调时应大火快炒，以免维生素 C 损失。煮汤时水滚后再加菜，煮时应加盖。

× 不宜用滚水汆烫、浸烫，以免损失较多的维生素和矿物质。

【相宜搭配】

包菜 ＋猪肉 补充营养、通便

包菜 ＋鲤鱼 改善妊娠水肿

包菜 ＋青椒 帮助消化

包菜 ＋海带 防止碘不足

【相忌搭配】

包菜 ＋黄瓜 降低营养价值

包菜 ＋动物肝脏 损失营养成分

包菜 ＋兔肉 引起腹泻、呕吐

包菜炒牛肉丝

材料

包菜··············250 克
牛肉··············200 克
姜丝、葱花····各少许

调料

盐、酱油、料酒、五
香粉、食用油各适量

做法

1. 包菜切丝，加盐，抓揉，挤出汁水；牛肉切丝，加酱油、料酒，腌渍片刻。
2. 锅中注油烧热，放姜、葱爆香，放牛肉，翻炒。
3. 倒入包菜，翻炒；加入五香粉、盐，炒至食材入味即可。

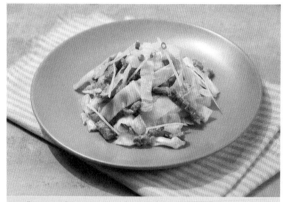

【功效】本品能提高人体免疫力，预防感冒，可增进食欲，预防便秘。

手撕包菜

材料

包菜··············300 克
蒜末··············15 克
干辣椒··············少许

调料

盐··················3 克
味精··············2 克
鸡粉、食用油 各适量

做法

1. 将洗净的包菜的菜叶撕成片。
2. 锅中注食用油，倒入蒜末爆香；再倒入干辣椒炒香；加入包菜，炒匀，淋入清水，炒至熟软。
3. 加盐、鸡粉、味精，炒至入味即成。

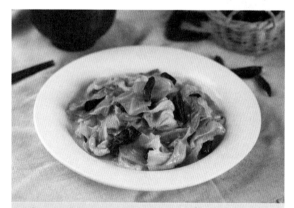

【功效】本品能提高免疫力，抵抗病毒，增进食欲。

冬瓜

‖ 利尿减肥 ‖
‖ 消肿去火 ‖

【营养成分】含有矿物质、维生素，冬瓜子中含有脂肪、瓜氨酸、不饱和脂肪酸、油酸等。

【性味归经】性凉，味甘；归肺、大肠、小肠、膀胱经。

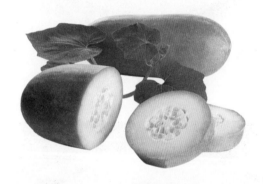

【功效解读】

冬瓜具有清热解毒、利水消肿、美容等功效，还能减少体内脂肪，有利于减肥。常吃冬瓜，还可以使皮肤光洁。

【选购保存】

挑选时用手指掐一下，皮较硬、肉质密、种子成熟变成黄褐色的冬瓜口感较好。

买回来的冬瓜如果吃不完，可用一块比较大的保鲜膜贴在冬瓜的切面上，用手抹紧贴满，可贮存3~5天。

【食用宜忌】

√ 冬瓜是一种解热利尿比较理想的日常食物，连皮一起煮汤，效果更明显。

× 冬瓜性凉，不宜再凉拌食用。

【相宜搭配】

冬瓜 + 海带 降低血压

冬瓜 + 芦笋 降低血脂

冬瓜 + 甲鱼 润肤、明目

冬瓜 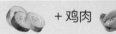 + 鸡肉 排毒养颜

【相忌搭配】

冬瓜  + 鲫鱼 导致身体脱水

冬瓜 + 醋 降低营养价值

冬瓜 + 红豆 导致身体脱水

排骨冬瓜汤

材料

去皮冬瓜………100 克
排骨段…………150 克
葱花………………适量

调料

盐、胡椒粉…各 2 克

做法

1. 洗净的冬瓜切成片。
2. 锅中注水烧热，放排骨，余烫血水，捞出，沥干。
3. 另起锅，倒入冬瓜片、排骨，注水，煮至食材熟透，汤汁入味；再放入盐、胡椒粉，搅匀调味，装碗后撒上葱花即可。

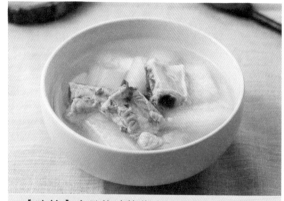

【功效】本品能清热化痰、消肿利湿、调节免疫功能。

白菜冬瓜汤

材料

大白菜…………180 克
冬瓜……………200 克
枸杞………………适量
姜片、葱花…各适量

调料

盐…………………2 克
鸡粉……………2 克
食用油……………适量

做法

1. 去皮的冬瓜切片；洗好的大白菜切成小块。
2. 油起锅，放姜片，爆香，倒入冬瓜、大白菜，炒匀；加水、枸杞，煮至食材熟透。
3. 加盐、鸡粉，拌匀，盛出，撒上葱花即成。

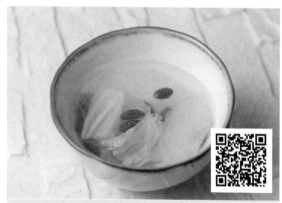

【功效】本品能促进肠壁蠕动，帮助消化，防止大便干燥。

红薯

‖ 补气和血 ‖
‖ 排毒瘦身 ‖

【营养成分】红薯含有膳食纤维、胡萝卜素、维生素A、B族维生素、维生素C、维生素E及钾、铁、铜、硒、钙等十余种微量元素。

【性味归经】性平，生红薯微凉，味甘；归脾、胃经。

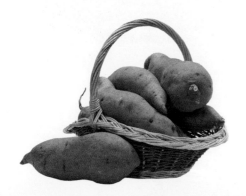

【功效解读】

红薯能供给人体大量的黏液蛋白、糖、维生素C和维生素A，因此具有补虚乏、益气力、健脾胃、强肾阴以及和胃、暖胃、益肺等功效。

【选购保存】

优先挑选纺锤形状的红薯。表面看起来光滑的较好，不要买表皮呈黑色或褐色斑点的红薯。

红薯不宜与土豆放在一起，二者犯忌，不是红薯硬心，就是土豆发芽。应保持干燥，不宜放在塑料袋中。

【食用宜忌】

√ 与米面混吃，可弥补米面缺乏赖氨酸的短处。
× 吃得过多，会使人腹胀、呃逆。

【相宜搭配】		
红薯	+ 排骨	提供膳食纤维
红薯	+ 莲子	润肠通便
红薯	+ 芹菜	降血压
红薯	+ 糙米	减肥

【相忌搭配】		
红薯	+ 柿子	造成胃溃疡
红薯	+ 鸡蛋	不消化、易腹痛
红薯	+ 西红柿	引起结石、腹泻
红薯	+ 香蕉	身体产生不适

蜜汁枸杞蒸红薯

材料
红薯·············300 克
枸杞 ·············10 克

调料
蜂蜜·············20 毫升

做法

1. 去皮洗净的红薯切片，取蒸盘，放红薯，摆好。

2. 撒上洗净的枸杞，淋上蜂蜜；备好电蒸锅，烧开水后放入蒸盘。

3. 盖上盖，蒸约 15 分钟，至食材熟透，取出蒸盘，稍微冷却后即可食用。

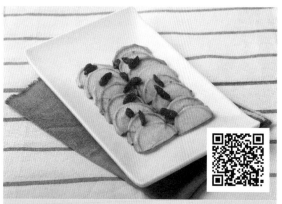

【**功效**】本品能预防便秘，润肠通便，对视力有良好的保护作用。

蜂蜜蒸红薯

材料
红薯·············300 克

调料
蜂蜜············· 适量

做法

1. 洗净去皮的红薯修平整，切成菱形状；把红薯摆入蒸盘中。

2. 蒸锅上火烧开，放入蒸盘；盖上盖，用中火蒸约 15 分钟至红薯熟透。

3. 揭盖，取出蒸盘，待稍微放凉后浇上蜂蜜即可。

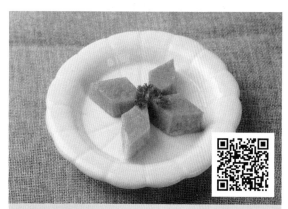

【**功效**】本品能消除疲劳、美容护肤、润肠通便。

豌豆

‖ 通乳 ‖
‖ 保护心血管 ‖

【营养成分】含有蛋白质、脂肪、碳水化合物、叶酸、膳食纤维、维生素 A、胡萝卜素、硫胺素等成分。

【性味归经】性温，味甘；归脾、胃、大肠经。

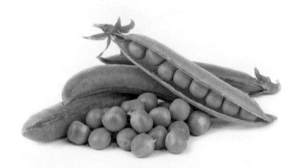

【功效解读】

豌豆具有和中益气、解疮毒、通乳及消肿的功效，可以增强人体的新陈代谢功能，可帮助预防心脏病及多种癌症（如结肠癌和直肠癌），能使皮肤柔腻润泽，并能抑制黑色素生成。

【选购保存】

豌豆以色泽嫩绿、柔软、颗粒饱满、未浸水者为佳。用膜袋装好，扎口，装入有盖容器中，置于阴凉、干燥、通风处保存。

【食用宜忌】

√ 与富含氨基酸的食物一起烹调，可以大大提高豌豆的营养价值。

× 豌豆产气，易导致腹胀，一次不宜食用过多，以50 克为宜。

【相宜搭配】

豌豆  ＋虾仁	提高营养价值	
豌豆 ＋枸杞	清肝去火	
豌豆 ＋面粉	提高营养价值	
豌豆 ＋红糖	健脾、通乳、利尿	

【相忌搭配】

豌豆 ＋蕨菜	降低营养价值	
豌豆 ＋菠菜	影响钙的吸收	
豌豆 ＋红薯	引起肚胀	

玉米笋豌豆沙拉

材料

玉米笋…………50 克
豌豆……………30 克
洋葱……………20 克
南瓜……………20 克

调料

橄榄油……………少许
白醋、盐……各少许

做法

1. 玉米笋、豌豆焯熟；洋葱切丝；南瓜切片，焯熟。

2. 取一碗，装入以上所有食材。

3. 加入橄榄油、白醋、盐，拌匀即可。

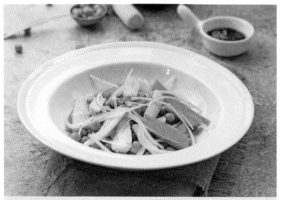

【功效】本品能减脂、降血压、强身健体、通大肠。

灵芝豌豆

材料

豌豆……………120 克
彩椒丁…………15 克
灵芝、姜片…各少许
葱白………………少许

调料

白糖、鸡粉、胡椒粉、
盐、水淀粉…各适量
食用油……………适量

做法

1. 锅中注水烧开，加入豌豆、灵芝，煮约半分钟，捞出，沥干水分。

2. 取碗，将除油外的调料混合，制成味汁。

3. 油起锅，倒姜、葱爆香，放彩椒丁，放入焯过水的材料，炒匀；倒入味汁，炒匀，盛出即可。

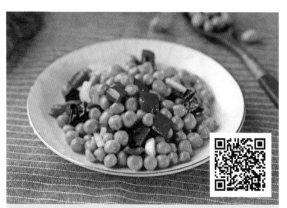

【功效】本品能美容美白、畅通大便、增强免疫力、助消化。

黄花菜

‖ **清热利尿** ‖
‖ **凉血止血** ‖

【营养成分】含有胡萝卜素、维生素E、维生素A、蛋白质、脂肪、铜、锰、碳水化合物。

【性味归经】性微寒，味甘；归心、肝经。

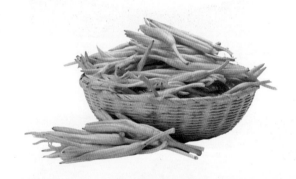

【功效解读】

黄花菜具有清热解毒、止血、止渴生津、利尿、通乳、解酒毒的功效，对口干舌燥、大便带血、小便不利、吐血、鼻出血、便秘等有食疗作用。还可用于肺结核等病症。

【选购保存】

优质黄花菜色泽浅黄或金黄，质地新鲜无杂物，条身紧长、均匀、粗壮。抓一把捏成团，手感柔软且有弹性，松手后每根黄花菜又能很快伸展开。

宜装入保鲜袋，放入冰箱冷藏。

【食用宜忌】

√ 食用干品前最好用清水进行多次浸泡，以便去掉残留的有害物，如二氧化硫。

× 鲜黄花菜中含有一种"秋水仙碱"的物质，在体内氧化为"二秋水仙碱"，具有毒性，不宜食用。

【相宜搭配】

黄花菜	+ 猪肉	增强体质
黄花菜	+ 马齿苋	清热祛毒
黄花菜	+ 鸡蛋	提高营养价值
黄花菜	+ 鳝鱼	通血脉、利筋骨

【相忌搭配】

黄花菜	+ 鹌鹑 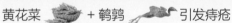	引发痔疮
黄花菜	+ 驴肉 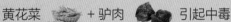	引起中毒

黄花菜什锦八宝

材料

黄花菜（干）、绿豆芽、豆腐皮、胡萝卜、黑木耳、冬笋、茶干、芹菜各适量

调料

盐、醋、生抽、白糖、食用油、香油 各适量

做法

1. 黄花菜、黑木耳、胡萝卜、冬笋、芹菜、豆腐皮、茶干均洗净切丝；绿豆芽摘洗干净。

2. 炒锅注食用油，放绿豆芽、醋、黄花菜、胡萝卜、黑木耳、冬笋、芹菜，炒匀。

3. 加豆腐皮、茶干、生抽、盐、白糖、香油，炒熟即可。

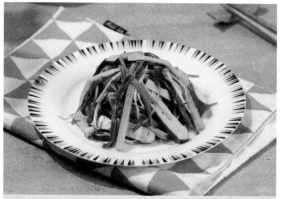

【功效】本品能清热化痰、解渴除烦、清热益气。

黄花菜鱼丸汤

材料

水发黄花菜……… 适量
鱼丸、菜心…… 各适量
姜片、葱段…… 各适量

调料

盐、胡椒粉…… 各适量
鸡粉、芝麻油各适量
食用油…………… 适量

做法

1. 洗净的鱼丸对半切开，打上花刀。

2. 热锅注油，倒入姜片、葱段，爆香；注水，倒入鱼丸、黄花菜、盐、鸡粉，拌匀，煮至熟。

3. 放入洗好的菜心，撒入胡椒粉，淋入芝麻油，拌匀，盛出煮好的汤，装碗即可。

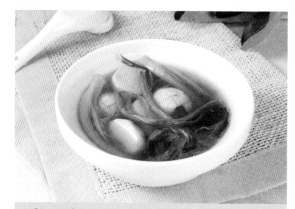

【功效】本品能清热利尿、解毒消肿、止血除烦。

茶树菇

‖ 增强 ‖
‖ 免疫力 ‖

【营养成分】含有蛋白质、蛋氨酸、谷氨酸、天门冬氨酸、异亮氨酸、甘氨酸、丙氨酸等营养成分。

【性味归经】性平，味甘、无毒；归脾、肾、胃经。

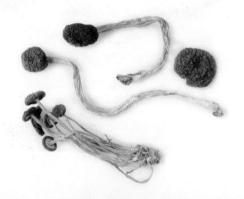

【功效解读】

茶树菇中的糖类化合物能增强免疫力，促进形成抗氧化成分；茶树菇低脂低糖，且含有多种矿物元素，能有效降低血糖和血脂。

【选购保存】

以菇形基本完整、菌盖有弹性、无严重畸形、菌柄脆嫩、同一次购买的菌柄长短一致的茶树菇为佳。茶树菇剪去根部及附着的杂质可烘干保存，也可进行速冻保鲜。

【食用宜忌】

√ 烹调时要注意，发泡茶树菇的水可放入菜中一并使用，以保证菜的原汁原味。

× 熬汤时尽量减少调料的种类与分量，否则会影响茶树菇的鲜味。

【相宜搭配】

茶树菇 ＋猪骨 增强免疫力

茶树菇  ＋鸡肉 增强免疫力

茶树菇  ＋五花肉 改善贫血

茶树菇  ＋洋葱 促进消化

【相忌搭配】

茶树菇 ＋酒 易引起中毒

茶树菇  ＋鹌鹑 降低营养价值

干锅腊肉茶树菇

材料

茶树菇、腊肉、洋葱、干辣椒、芹菜、香菜、红椒、花椒…各适量

调料

生抽、料酒、豆瓣酱、食用油………各适量
鸡粉、白糖…各适量

做法

1. 洋葱切丝；芹菜、茶树菇、腊肉切段；红椒切圈。
2. 将腊肉、茶树菇焯煮至断生，捞出，沥干。
3. 油起锅，放花椒、豆瓣酱，炒香；加干辣椒、腊肉、茶树菇、红椒圈、芹菜、生抽、料酒、白糖、鸡粉、洋葱，炒熟，放上香菜即可。

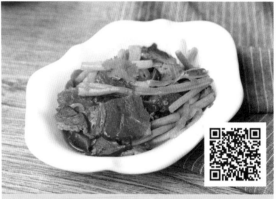

【功效】本品能促进消化、清热解毒、镇静安神。

茶树菇炒五花肉

材料

茶树菇、五花肉、红椒、姜片、蒜末、葱段各适量

调料

盐、生抽、鸡粉、料酒、水淀粉、豆瓣酱、食用油………各适量

做法

1. 红椒去籽，切块；茶树菇切段；五花肉切片。
2. 锅中注水烧开，放入盐、鸡粉、食用油、茶树菇，拌匀，煮1分钟，捞出，沥干。
3. 油起锅，放五花肉、生抽、豆瓣酱，炒匀；加姜蒜葱，炒香；倒入料酒、茶树菇、红椒、盐、鸡粉、水淀粉，炒匀，盛出炒好的菜肴即可。

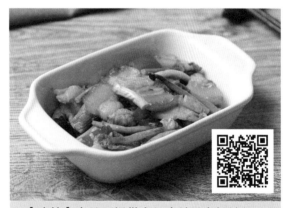

【功效】本品可提供血红素铁（有机铁），能改善缺铁性贫血。

圣女果

‖ 防癌抗癌 ‖
‖ 抗衰老 ‖

【营养成分】圣女果含有蛋白质、纤维素、维生素 A、维生素 C、番茄红素、苹果酸、柠檬酸、糖类、钙、磷、钾、镁、番茄碱。

【性味归经】性微寒，味甘、酸；归肝、胃、肺经。

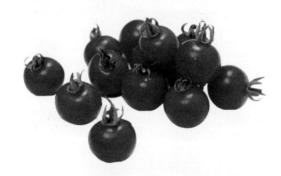

【功效解读】

圣女果富含番茄红素等抗氧化物，能抗衰老，预防心血管疾病，防癌抗癌，防辐射。

【选购保存】

要挑选新鲜可口的圣女果，可以从它的外形、颜色等方面来看。

将圣女果放进保鲜袋里，密封放进冰箱中冷藏，细菌不容易进入，可保存 2~3 天。

【食用宜忌】

√ 圣女果可以生食、煮食，也可加工制成番茄酱、汁或整果罐藏。

× 未成熟的圣女果含番茄碱较多，有一定毒性，不宜食用。

【相宜搭配】

圣女果 + 醋	促进营养吸收
圣女果 + 花菜	降血脂、降血压
圣女果 + 包菜	促进血液循环
圣女果 + 酸奶	开胃消食

【相忌搭配】

圣女果 + 螃蟹	损害肠胃
圣女果 + 白酒	不利于健康

圣女果黄瓜沙拉

材料

圣女果…………80 克
黄瓜…………100 克

调料

橄榄油……………适量

做法

1. 洗净的圣女果对半切开；黄瓜切成片。
2. 把切好的食材放入碗中。
3. 淋上橄榄油，拌匀即可。

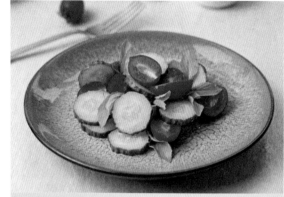

【功效】本品能延年益寿、减肥强体、健脑安神。

圣女果芦笋鸡柳

材料

鸡胸肉、芦笋、葱段、
圣女果…………各适量

调料

鸡粉、料酒、水淀粉、
盐、食用油…各适量

做法

1. 芦笋切段；圣女果对半切开；鸡胸肉切条形；鸡肉装碗，加盐、水淀粉、料酒，腌渍片刻。
2. 热锅注油，放入鸡肉条、芦笋段，拌匀，炸至食材断生后捞出，沥干油。
3. 油起锅，放葱，爆香，倒入炸好的材料，炒熟；加圣女果、盐、鸡粉、料酒，淋水淀粉勾芡即成。

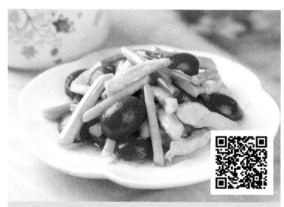

【功效】本品能清热利尿、增进食欲、提高机体代谢能力、提高免疫力。

杨桃

‖生津止渴‖
‖和中消食‖

【营养成分】含有糖类、维生素，有机酸含量丰富，还含有大量草酸、柠檬酸、苹果酸等。

【性味归经】性寒，味甘、酸；归肺、胃、膀胱经。

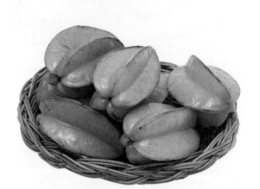

【功效解读】

杨桃具有清热、生津、止咳、利水、解酒等功效，可提高胃液的酸度，促进食物的消化，有利于保护肝脏，还能降低血糖、血脂、胆固醇，减少机体对脂肪的吸收。

【选购保存】

要选择果实大、菱片肥厚、有重量感、色泽深且有光泽、有香气的杨桃。

杨桃不能放入冰箱中冷藏，要放在通风阴凉处储存。

【食用宜忌】

√ 若为食疗目的，无论食生果或饮汁，最好不要冷藏或加冰饮食。

× 杨桃鲜果，性稍寒，多食易使致脾胃湿寒、便溏泄泻，有碍食欲及消化吸收。

【相宜搭配】

杨桃		+ 醋		消食化积
杨桃		+ 绿豆		消暑利水
杨桃		+ 牛奶		帮助消化
杨桃		+ 牛腱		利尿排毒

【相忌搭配】

杨桃		+ 乳酪		导致腹泻
杨桃		+ 冰块		损害肠胃

杨桃香蕉牛奶

材料

杨桃…………180 克
香蕉…………120 克
牛奶…………80 毫升

做法

1. 香蕉剥去果皮，切块；杨桃去硬芯，切块。
2. 取榨汁机，选择搅拌刀座组合，倒入切好的杨桃、香蕉、牛奶，加凉开水。
3. 选择"榨汁"功能，榨取果汁；断电后倒出果汁即可。

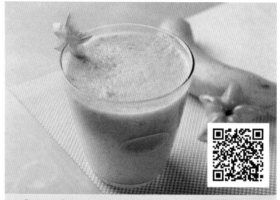

【功效】本品能缓和胃酸的刺激，保护胃黏膜，可帮助消化。

杨桃炖牛腱

材料

杨桃、牛腱肉、马蹄肉、
姜片、葱花… 各适量

调料

盐………………… 2 克
料酒………… 7 毫升

做法

1 杨桃切成片；马蹄肉切小块；牛腱肉切丁。
2 锅中注水烧开，加入料酒、牛腱肉，拌匀，汆煮约半分钟，捞出，沥干。
3 砂锅中注水烧开，倒入牛腱肉、姜片，煮熟；加马蹄、杨桃、料酒，拌匀，煮熟，掠去浮沫；加入盐，煮至汤汁入味，盛出撒上葱花即可。

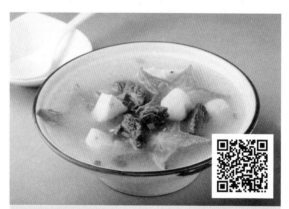

【功效】本品能清热化痰、生津止渴、利尿排毒。

樱桃

‖ 养颜驻容 ‖
‖ 去皱消斑 ‖

【营养成分】含有蛋白质、糖类、磷、胡萝卜素、维生素 C 等成分。
【性味归经】性热，味甘；归脾、胃经。

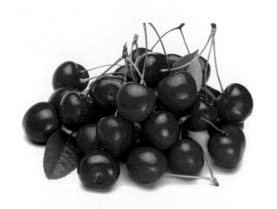

【功效解读】

樱桃具有益气、健脾、和胃、祛风湿的功效。常食樱桃可补充体内对铁元素的需求，促进血红蛋白再生，既可防治缺铁性贫血，又可增强体质，健脑益智，还能养颜驻容，使皮肤红润嫩白，去皱消斑。

【选购保存】

应挑选颜色鲜艳、果粒饱满、表面有光泽和弹性的樱桃。
樱桃不宜久存，放入冰箱中可储存 3 天。

【食用宜忌】

√ 樱桃经雨淋，内生小虫，肉眼难以看见，食用前宜用清水浸泡一段时间，排去小虫。
× 樱桃核仁含氰甙，水解后产生氢氰酸，药用时应小心，以免中毒。

【相宜搭配】

樱桃	+ 米酒	祛风活血
樱桃	+ 葱	对麻疹有疗效
樱桃	+ 蜂蜜	补中益气
樱桃	+ 桂圆	补肝益气

【相忌搭配】

樱桃	+ 牛肝	破坏维生素 C
樱桃	+ 黄瓜	破坏维生素 C

樱桃牛奶西米露

材料

西米·············180 克

樱桃 ··············65 克

牛奶··········170 毫升

调料

冰糖··············40 克

做法

1. 砂锅注水烧热，放西米，拌匀，煮 20 分钟。
2. 倒入樱桃、冰糖，拌匀。
3. 注入牛奶，拌匀，略煮一会儿至冰糖溶化，盛出煮好的甜汤即成。

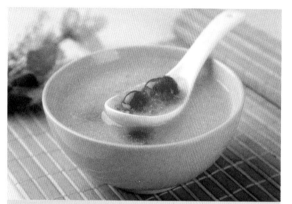

【功效】本品能镇静安神，可使皮肤保持光滑滋润。

樱桃鲜奶

材料

樱桃················90 克

脱脂牛奶·····250 毫升

做法

1. 洗净的樱桃去蒂，切成粒。
2. 砂锅中注水烧开，倒入牛奶，拌匀，煮沸。
3. 再倒入樱桃，拌匀，略煮片刻，把煮好的樱桃牛奶盛出，装碗即可。

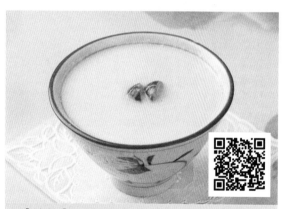

【功效】本品能养颜驻容、祛风除湿、去皱消斑。

黑豆

‖ 补肾养血 ‖
‖ 延缓衰老 ‖

【营养成分】含有丰富的蛋白质、维生素、矿物质。

【性味归经】性平，味甘；归心、肝、肾经。

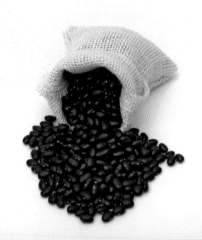

【功效解读】

黑豆具有祛风除湿、调中下气、活血、解毒、利尿、明目等功效。黑豆含有丰富的维生素 E，能清除体内的自由基，减少皮肤皱纹，达到养颜美容的目的。

【选购保存】

选购黑豆时，以豆粒完整、大小均匀、颜色乌黑者为好。

黑豆宜存放在密封罐中，置于阴凉处保存，不要让阳光直射。还需注意的是，因豆类食品容易生虫，购回后应尽早食用。

【食用宜忌】

√ 浸泡3小时以上较易煮透烂；完全煮熟才能食用。
× 黑豆炒熟后热性大，多食容易上火。

【相宜搭配】		
黑豆	+ 牛奶	有利于吸收维生素
黑豆	+ 橙子	营养丰富
黑豆	+ 黄瓜	健脑安神
黑豆	+ 鲤鱼	强身健体

【相忌搭配】		
黑豆	+ 茄子	对身体不利
黑豆	+ 咖啡	损害肠胃

黄瓜丁拌黑豆

材料

黄瓜……………120 克
黑豆……………30 克

调料

盐、橄榄油…… 各适量

做法

1. 洗净的黄瓜切成丁。
2. 锅中注水烧开，加入黑豆，煮至熟，捞出，沥干。
3. 黄瓜丁装入碗中，放入黑豆，再加入盐、橄榄油，拌匀即可。

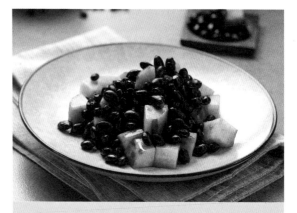

【功效】本品能安神定志、生津止渴。

红枣黑豆炖鲤鱼

材料

鲤鱼……………300 克
黑豆……………120 克
红枣、葱段…… 各适量

调料

盐、鸡粉……… 各 2 克
料酒……………5 毫升

做法

1. 锅中注水烧热，倒入洗净的黑豆、红枣。
2. 放入处理好的鲤鱼，淋料酒，煮至食材熟透。
3. 加入盐、鸡粉，拌匀调味，煮至汤汁入味，盛出煮好的鲤鱼汤，装入汤碗后放上葱段即成。

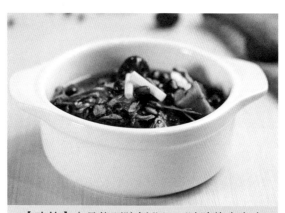

【功效】本品能预防便秘，可清除体内自由基，抗氧化活性更好，增强活力。

鸡肉

‖ 强体补虚 ‖
‖ 益智健脑 ‖

【营养成分】富含蛋白质、脂肪、碳水化合物、维生素B₁、维生素B₂、烟酸、钙、磷、铁，以及钾、钠、氯、硫等。

【性味归经】性平、温，味甘；归脾、胃经。

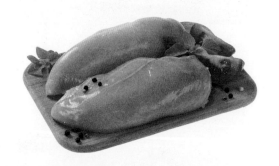

【功效解读】

鸡肉具有温中益气、补精添髓、益五脏、补虚损、健脾胃、强筋骨的功效。冬季多喝鸡汤可提高自身免疫力，流感患者多喝鸡汤有助于缓解感冒引起的鼻塞、咳嗽等症状。

【选购保存】

新鲜的鸡肉肉质紧密，颜色呈干净的粉红色且有光泽，鸡皮呈米色，并有光泽和张力，毛囊凸出。购买后要马上放进冰箱保存。

【食用宜忌】

√ 带皮的鸡肉含有较多的脂类物质，所以较肥的鸡应该去掉鸡皮再烹制。

× 鸡屁股是鸡身上淋巴最集中的地方，含有大量病菌和致癌物，烹调前应弃掉。

【相宜搭配】		
鸡肉	+ 人参	止渴生津
鸡肉	+ 柠檬	增强食欲
鸡肉	+ 冬瓜	排毒养颜
鸡肉	+ 栗子	增强造血功能

【相忌搭配】		
鸡肉	+ 鲤鱼	引起中毒
鸡肉	+ 李子	引起痢疾
鸡肉	+ 兔肉	引起腹泻
鸡肉	+ 菊花	引起痢疾

鸡肉丝瓜汤

材料

鸡胸肉············85 克
丝瓜···············120 克
姜片、葱花···· 各少许

调料

盐、水淀粉、芝麻油、
食用油·········· 各适量
鸡粉、胡椒粉各适量

做法

1. 丝瓜洗净去皮，切成小块；鸡胸肉切成丝。

2. 鸡肉装碗，加盐、鸡粉、水淀粉、食用油，腌渍。

3. 锅中注水烧开，加食用油、姜片、丝瓜、盐、鸡粉、胡椒粉，煮沸；倒入鸡肉丝，搅散，煮熟；淋芝麻油，拌匀，撒上葱花即成。

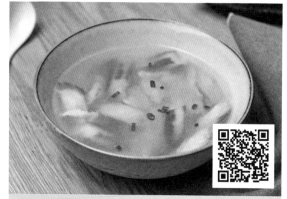

【功效】本品能通筋活络、祛咳镇痰、清热解毒。

韭菜炒鸡肉

材料

韭菜···············60 克
鸡肉···············120 克

调料

盐、水淀粉···· 各适量
生抽、料酒、
食用油·········· 各适量

做法

1. 韭菜切段；鸡肉切块；把鸡肉块装碗，加入盐、料酒、生抽、水淀粉，拌匀，腌渍至入味。

2. 油起锅，放鸡肉块，炒至转色，盛出装盘。

3. 锅置火上，倒入韭菜段，炒匀；加鸡肉，翻炒半分钟；倒入生抽，炒熟透入味，盛出即可。

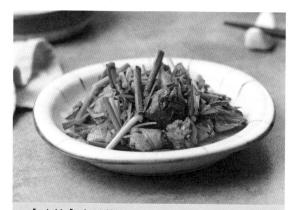

【功效】本品能润肠通便，益肝健胃，行气理血。

银鱼

‖ 润肺止咳 ‖
‖ 增强免疫力 ‖

【营养成分】银鱼是极富钙质、高蛋白、低脂肪食的鱼类，基本没有大鱼刺。

【性味归经】性平，味甘；归脾、胃经。

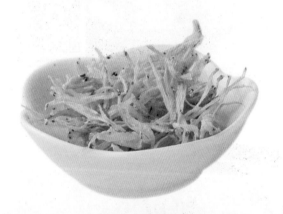

【功效解读】

无论是干品还是鲜品，都具有益脾、润肺、补脾、补肾的功效，是孕妇的上等滋补品。银鱼还是结肠癌患者的首选辅助治疗食品。

【选购保存】

新鲜银鱼以洁白如银、透明、体长 2.5~4 厘米为宜，手从水中操起银鱼后将鱼放在手指上，鱼体软且下垂、略显挺拔、鱼体无黏液的为佳。

银鱼不适合放在冰箱长时间保存，最好用清水盛放。

【食用宜忌】

√ 银鱼可制软炸等菜肴，还可制汤。

× 食用银鱼后可能会造成皮肤红肿、头痛、哮喘等过敏症状，因此过敏者禁食。

【相宜搭配】

银鱼	+蕨菜	减肥、补虚
银鱼	+冬瓜	清热利尿
银鱼	+木耳	益胃润肠
银鱼	+鸡蛋	健脑益智

【相忌搭配】

银鱼	+甘草	对身体不利
银鱼	+红枣	令人腰腹作痛

银鱼炒蛋

材料
鸡蛋·················3 个
水发银鱼········50 克
葱花·············少许

调料
盐、白糖、胡椒粉、
食用油··········各适量

做法

1. 鸡蛋打入碗中，加盐、白糖、银鱼，拌匀。
2. 热锅注油，倒入蛋液，摊匀，炒熟。
3. 放入葱花，撒上胡椒粉，炒匀，出锅盛入盘中即成。

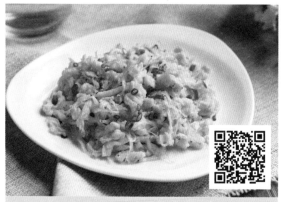

【功效】本品能健脑益智，增强肌体的代谢功能和免疫功能。

银鱼粉蒸藕

材料
莲藕、银鱼、瘦肉、
葱丝、姜丝····各适量

调料
生抽、料酒、水淀粉、
盐、食用油····各适量

做法

1. 去皮的莲藕切片；瘦肉切丝；肉丝装碗，加盐、料酒、水淀粉，搅拌，注油，腌制片刻；摆蒸盘，依次放上莲藕片、肉丝、银鱼。
2. 蒸锅烧开，放入蒸盘，蒸至食材熟透，取出。
3. 热锅注油烧热，在菜肴上摆上姜丝、葱丝，浇热油，将生抽淋在菜肴上即可。

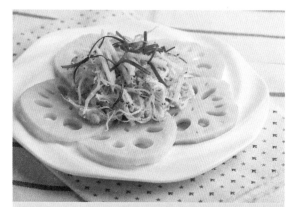

【功效】本品有益于肠胃的蠕动，帮助排除体内的毒素和废物。

豆浆

‖ 平补肝肾 ‖
‖ 增强免疫力 ‖

【营养成分】含有丰富的植物蛋白，还含有维生素 B₁、维生素 B₂ 和盐酸。此外，豆浆还含有铁、钙、硒等矿物元素。

【性味归经】性平，味甘；归心、脾、肾经。

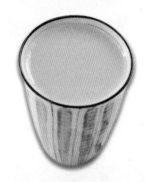

【功效解读】

豆浆可维持正常的营养平衡，全面调节内分泌系统，降低血压、血脂，减轻心血管负担，增加心脏活力，优化血液循环，保护心血管，并有平补肝肾、抗癌、增强免疫力等功效，是心血管的保护神。

【选购保存】

好豆浆应有股浓浓的豆香味，浓度高，略凉时表面有一层油皮，口感滑爽。

豆浆不能存放在保温瓶里，否则会滋生细菌，使豆浆里的蛋白质变质，影响人体健康。

【食用宜忌】

√ 正确的煮豆浆的方法应该是在出现假沸现象后继续加热 3~5 分钟，使泡沫完全消失。

× 忌喝未煮熟的豆浆；忌在豆浆里打鸡蛋；忌冲红糖；忌装保温瓶；忌过量饮用；忌空腹饮豆浆。

【相宜搭配】

豆浆	+ 花生	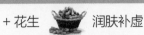	润肤补虚
豆浆	+ 核桃		增强免疫力
豆浆	+ 莲子		滋阴益气
豆浆	+ 面包		增强营养

【相忌搭配】

豆浆	+ 红糖		破坏营养成分
豆浆	+ 鸡蛋		阻碍钙的吸收

紫薯山药豆浆

材料

山药·················20 克
紫薯·················15 克
水发黄豆·········50 克

做法

1. 去皮的山药切滚刀块；紫薯切块；浸泡 8 小时的黄豆倒入碗中，注水，洗净，倒入滤网，沥干。

2. 紫薯、山药、黄豆倒入豆浆机中，注水，开始打浆，待豆浆机运转约 15 分钟，即成豆浆，倒入滤网中，滤取豆浆即可。

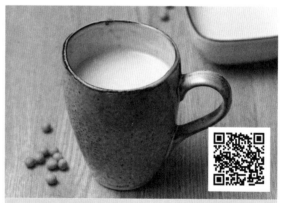

【功效】本品能增强机体免疫力，清除体内自由基。

牛奶豆浆

材料

水发黄豆·········50 克
牛奶··············20 毫升

做法

1. 浸泡 8 小时的黄豆倒入碗中，注水，洗净，倒入滤网，沥干。

2. 将黄豆、牛奶倒入豆浆机中，注水，开始打浆，待豆浆机运转约 15 分钟，即成豆浆。

3. 把煮好的豆浆倒入滤网，滤取豆浆，将滤好的豆浆倒入碗中即可。

【功效】本品能美白护肤，还增强机体免疫功能。

忌吃食物

油条

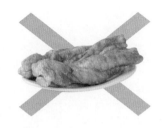

油条在制作时，需加入一定量的明矾。明矾是一种含铝的无机物，被摄入的铝虽然能经过肾脏排出一部分，但如果天天摄入则很难排净。明矾中含的铝可通过胎盘侵入胎儿的大脑，使其形成大脑障碍，增加痴呆儿发生的几率，对孕妈妈和胎儿的危害极大。

粽子

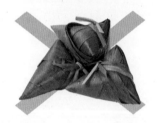

粽子一般由糯米制成，虽然好吃，但黏度高，不容易消化。孕妈妈多吃粽子不仅容易消化不良，引起腹胀、腹痛，还会影响其他营养的摄入。所以，一餐最好不要超过一个，更不要顿顿吃。
现在粽子里包着各式各样的食材，如肉、豆沙、蛋黄等，结果是脂肪多、糖分多、热量高。如果是超重，或患有妊娠高血压、血糖高的孕妈妈，最好忌口。即便没有这些病症，最好也不要蘸糖吃。

月饼

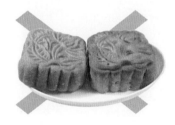

月饼多为"重油重糖"之品，制作程序多有煎炸烘烤，容易产生"热气"，也易引起胃肠积滞。孕妈妈如果大量食用辛温燥火的食物，很容易伤阴耗液，影响胎孕。
此外，不同体质的孕妈妈在食用月饼时有不同的禁忌。虚寒盛的孕妈妈，忌生冷、寒凉馅料制作的月饼；阴虚、热盛的孕妈妈，忌辛燥动火馅料制作的月饼；孕期水肿很严重的孕妈妈，忌咸馅的月饼。

罐头

罐头食品根据其所装的原料不同，分为：肉品、鱼品、乳品、蔬菜和水果罐头。罐头食品在生产过程中，为了达到色佳味美和长时间保存目的，都加入了防腐剂，有的还添加了人工合成色素、香精、甜味剂等，这些物质对孕妈妈和胎儿的危害都是很大的。所以，孕妈妈应避免食用罐头食品。

如果孕妈妈过量食用罐头食品，不但会影响胎儿的智力发育，还可能产下畸胎。所以，孕妈妈应慎食罐头食品。

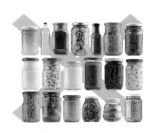

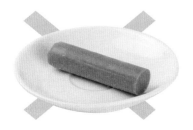

火腿肠

火腿肠以畜禽肉为主要原料，辅以填充剂（淀粉、植物蛋白粉等），然后再加入调味品（盐、糖、味精、酒等）、香辛料（葱、姜、蒜、大料、胡椒等）、品质改良剂（卡拉胶、维生素C等）、护色剂、保水剂、防腐剂等物质，采用腌制、斩拌（或乳化）、高温蒸煮等加工工艺制成。火腿肠所含的添加剂会对胎儿造成一定的影响，所以孕妈妈最好不要吃。另外，火腿肠所含的添加剂也会通过乳汁影响婴儿，所以哺乳妈妈最好也不要食用火腿肠。

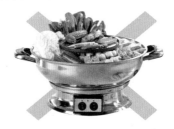

火锅

孕妈妈应慎食火锅，因为火锅原料多为猪肉、牛肉、羊肉、狗肉，这些肉片中含有弓形虫的幼虫。这些弓形虫幼虫极小，寄生在细胞中。人们吃火锅时，习惯把鲜嫩的肉片放在煮开的火锅中一烫即食，这种短暂的加热一般不能杀死幼虫，进食后幼虫在肠道中穿过肠壁随血液扩散至全身。孕妈妈受感染时多无明显不适，但幼虫可通过胎盘感染到胎儿，严重的可导致胎儿发生小头、大头（脑积水）、无脑儿等畸形。

Chapter 5
孕晚期的饮食宜忌

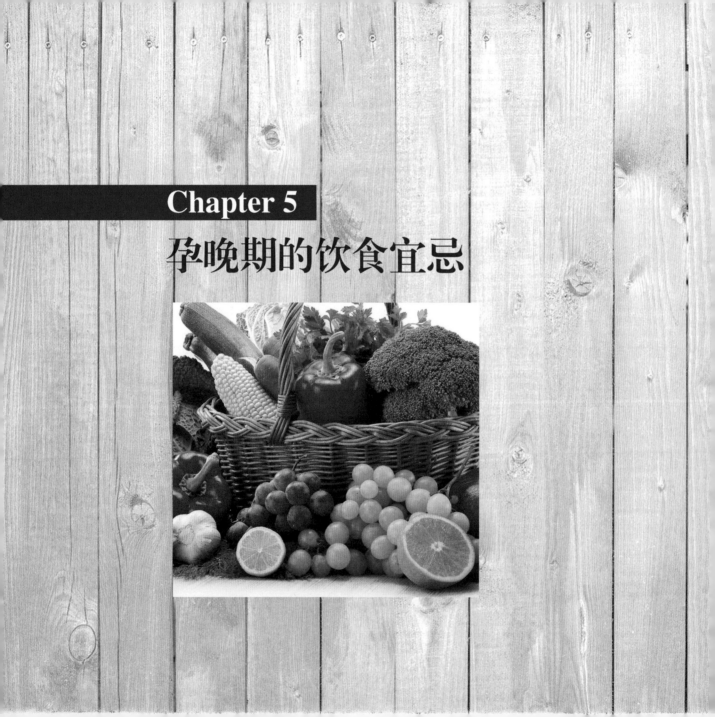

孕晚期是指从怀孕 28 周开始算起，直到分娩结束（到 40 周），其中包括了孕 8 月、9 月、10 月这 3 个月份。在这 3 个月里，胎儿长得快，需要充足的营养，因此准妈妈切忌偏食、节食。

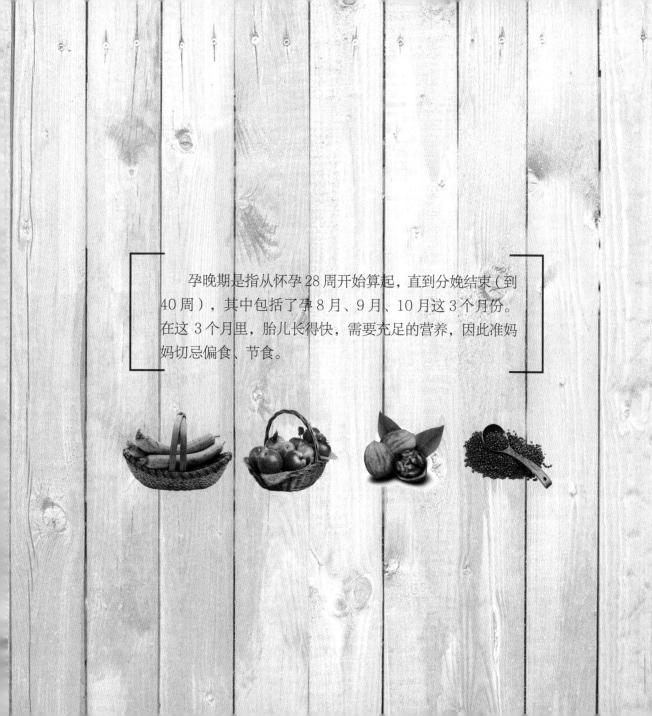

茼蒿

‖ 安神健脑 ‖
‖ 通便利肠 ‖

【营养成分】含有丰富的维生素、胡萝卜素及多种氨基酸，还含有较高量的钠、钾等矿物盐。

【性味归经】性平，味辛、甘；归脾、胃经。

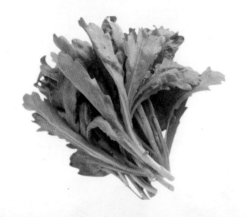

【功效解读】

茼蒿含有多种氨基酸，有润肺补肝、稳定情绪、防止记忆力减退等作用。此外，茼蒿还含有粗纤维，有助于肠道蠕动，能促进排便，从而可以达到通便利肠的目的。

【选购保存】

新鲜茼蒿通体呈深绿色。应舍弃叶子发黄、叶尖开始枯萎乃至发黑收缩的茼蒿。茎秆或切口变褐色，也表明放的时间太久，不新鲜了。

茼蒿买来后，用大量的水快速清洗一下，晾干水气后装入塑料袋，然后竖直存放在冰箱中。

【食用宜忌】

√ 茼蒿与肉、蛋等荤菜共炒，可提高其维生素 A 的利用率。

× 茼蒿辛香滑利，胃虚腹泻者不宜多食。

【相宜搭配】		
茼蒿	+蜂蜜	预防便秘
茼蒿	+鸡蛋	促进维生素 A 吸收
茼蒿	+鸡肉	促进维生素 A 吸收
茼蒿	+大米	健脾养胃

【相忌搭配】		
茼蒿	+柿子	伤胃
茼蒿	+胡萝卜	破坏维生素 C

蒸茼蒿

材料

茼蒿⋯⋯⋯⋯⋯350 克
面粉⋯⋯⋯⋯⋯20 克
蒜末、红椒圈 各少许

调料

生抽⋯⋯⋯⋯⋯10 毫升
芝麻油⋯⋯⋯⋯⋯适量

做法

1. 择洗好的茼蒿切段，放入碗中，倒入面粉，拌匀后倒入整盘，再放进蒸锅中蒸 2 分钟。

2. 蒸好的茼蒿取出，撒上红椒圈；将蒜末、生抽、芝麻油，拌匀制成味汁即可。

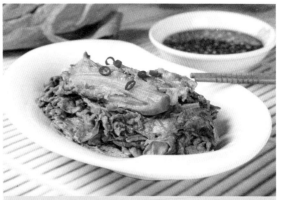

【功效】本品具有开胃消食、利尿消肿、清血养心等功效。

粉蒸茼蒿

材料

茼蒿⋯⋯⋯⋯⋯200 克
葱花⋯⋯⋯⋯⋯3 克
面粉、蒜末⋯各 10 克

调料

生抽⋯⋯⋯⋯⋯10 毫升
蚝油⋯⋯⋯⋯⋯5 克
醋、芝麻油⋯各适量

做法

1. 择洗好的茼蒿切段，放入碗中，倒入芝麻油、面粉，拌匀后装入蒸盘，再放进蒸锅中蒸 2 分钟。

2. 将生抽、醋、蚝油、蒜末、葱花拌匀，制成味汁，淋在茼蒿上即可。

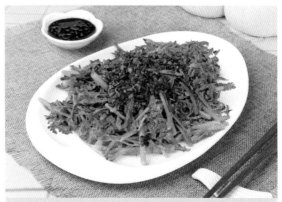

【功效】本品可增强肠胃蠕动，有助于消化，还可降低胆固醇。

油菜

‖ 解毒消肿 ‖
‖ 宽肠通便 ‖

【营养成分】含蛋白质、脂肪、碳水化合物、钙、磷、铁、维生素B_1、维生素B_2、维生素C、胡萝卜素等。

【性味归经】性温，味辛；归肝、脾经。

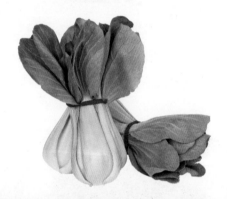

【功效解读】

油菜中含有大量的植物纤维素，能促进肠道蠕动，增加粪便的体积，缩短粪便在肠腔内停留的时间，有助于治疗多种便秘，预防肠道肿瘤。

【选购保存】

油菜叶的颜色有淡绿、深绿之分，一般淡绿色的质量、口感都很好。另外，油菜还有青梗、白梗之分，白梗味清淡，青梗味浓郁。

油菜买回家若不立即烹煮，可用报纸包起，放入塑胶袋中，放在冰箱冷藏室中保存。

【食用宜忌】

√ 食用油菜时要现做现切，并用旺火爆炒，这样既可保持鲜脆，又可使其营养成分不被破坏。

× 吃剩的熟油菜过夜后就不要再吃，以免造成亚硝酸盐沉积，易引发癌症。

【相宜搭配】

油菜	+ 香菇	防止便秘
油菜	+ 豆腐 	清肺止咳
油菜	+ 鸡肉	强化肝脏
油菜	+ 虾仁	促进钙吸收

【相忌搭配】

油菜	+ 黄瓜	影响维生素C的吸收
油菜	+ 南瓜	影响维生素C的吸收

油菜鱼头汤

材料

鱼头··············250 克
油菜··············50 克
姜片··············少许

调料

盐、鸡粉·······各适量
食用油·············适量

做法

1. 炒锅烧热注油，放入姜片、洗净的鱼头，煎至焦黄，盛入盘内。

2. 砂锅注水烧开，放入姜片、鱼头，中火煮 10 分钟；加入油菜、鸡粉、盐，煮至熟软入味即可。

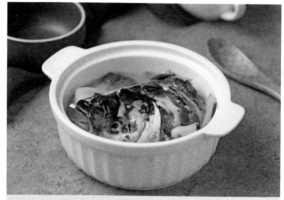

【功效】本品具有增强记忆力、保护视力、延年益寿等功效。

油菜粥

材料

油菜··············50 克
水发大米·······150 克
鸡蛋··············1 个

调料

盐··················3 克
鸡粉··············2 克
食用油·············适量

做法

1. 洗净的油菜切粒；鸡蛋打开，取蛋清，待用。

2. 砂锅注水烧开，倒入大米拌匀，烧开后转小火煮至熟，再放入油菜，淋入食用油。

3. 加入盐、鸡粉、蛋清，拌匀调味，略煮片刻即可。

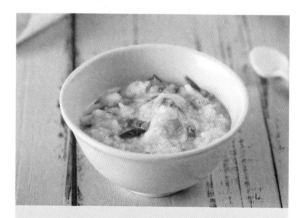

【功效】本品有健脾和胃、生津润燥的作用。

丝瓜

║ 清热化痰 ║
║ 凉血解毒 ║

【营养成分】丝瓜中 B 族维生素、维生素 C 含量较高，还含有葫芦素、脂肪、蛋白质等。

【性味归经】性凉，味甘；归肝、胃经。

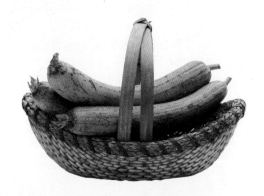

【功效解读】

中医认为，丝瓜味甘、性凉、无毒，有清热利肠、凉血解毒、活络通经、解暑热、消烦渴、祛风化痰、行血脉、下乳汁、杀虫等功效，是夏日保健的佳品。

【选购保存】

好的丝瓜，粗细均匀，用手捏一下，很结实；如果软塌塌的，则是放久了；丝瓜皮的颜色发暗，不青翠且较粗说明变老了。

丝瓜不宜久藏，可先切去蒂头，再用纸包起来放到阴凉通风的地方保存，最好在 2~3 天内吃完。

【食用宜忌】

√ 烹制丝瓜时应注意尽量保持清淡，油要少用，可勾稀芡，用味精或胡椒粉提味，这样才能保持丝瓜香嫩爽口的特点。

× 体虚内寒、腹泻者不宜多食丝瓜。

【相宜搭配】

丝瓜	+鸡蛋	润肺、补肾、美肤
丝瓜	+鸭肉	清热滋阴
丝瓜	+毛豆	清热祛痰
丝瓜	+虾	补肾、润肤

【相忌搭配】

丝瓜	+白萝卜	伤元气
丝瓜	+菠菜 	易引起腹泻 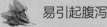
丝瓜	+芦荟 	易引起腹痛、腹泻

嫩烧丝瓜排

材料

丝瓜·············200 克
蒜末、姜片···各 5 克
葱段·············8 克

调料

盐、鸡粉·······各 2 克
蚝油·············8 克
食用油·············适量

做法

1. 洗净的丝瓜切长条，装入盘中。
2. 小碗中加入蒜末、姜片、食用油、盐、鸡粉、蚝油，拌匀制成调料，倒在丝瓜上，封上保鲜膜，放入微波炉加热 4 分钟，取出撒上葱段即可。

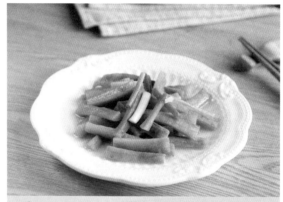

【功效】本品能辅助治疗消化不良，可改善便秘。

菌菇丝瓜汤

材料

金针菇·············150 克
丝瓜·············180 克
香菇、胡萝卜 各适量

调料

盐·············3 克
鸡粉·············3 克
食用油·············适量

做法

1. 将香菇洗净切块；金针菇洗净切去老茎；丝瓜、胡萝卜洗净去皮，切片。
2. 锅中注水烧开，倒入食用油、胡萝卜、香菇煮软；倒入丝瓜、金针菇、盐、鸡粉，拌匀煮沸。

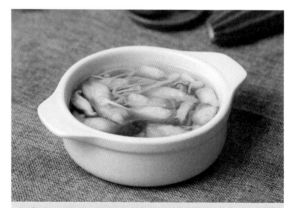

【功效】本品能保护皮肤、消除斑块，使皮肤洁白、细嫩，是不可多得的美容佳品。

香菇

‖ 防癌抗癌 ‖
‖ 增强免疫 ‖

【营养成分】含有蛋白质、氨基酸、脂肪、粗纤维、维生素 B_1、维生素 B_2、维生素 C、烟酸、钙、磷、铁等。

【性味归经】性平，味甘；归胃经。

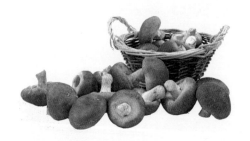

【功效解读】

香菇菌盖部分含有双链结构的核糖核酸，进入人体后会产生具有抗癌作用的干扰素。香菇中的氨基酸含量丰富，能提高机体免疫功能。

【选购保存】

香菇一般以体圆齐整、杂质含量少、菌伞肥厚、盖面平滑的为好。

新鲜香菇直接用保鲜袋装好，放入冰箱冷藏室，可保存1周左右。

【食用宜忌】

√ 在泡香菇的水中加少许白糖，能加快泡发地速度，而且味道更加鲜美。

× 痛风和其他原因造成的高尿酸血症者、脾胃寒湿气滞或皮肤瘙痒病患者忌食。

【相宜搭配】

香菇	+ 木瓜	降压减脂
香菇	+ 荸荠	益胃助食
香菇	+ 牛肉	补气养血
香菇	+ 莴笋 	利尿通便

【相忌搭配】

香菇	+ 驴肉	易诱发心绞痛
香菇	+ 鹌鹑 	面部易生黑斑
香菇	+ 西红柿	破坏类胡萝卜素
香菇	+ 河蟹	易引起结石

香菇蒸红枣

材料

鲜香菇…………60 克
红枣果肉………20 克
葱花……………少许

调料

盐、鸡粉……各少许
生抽、芝麻油、生粉、
食用油………各适量

做法

1. 将红枣果肉洗净切丝。
2. 香菇洗净切片，装入碗中，加入红枣及所有调味料，拌匀调味，装入蒸盘中。
3. 蒸盘置蒸锅中大火蒸 5 分钟，取出，撒上葱花。

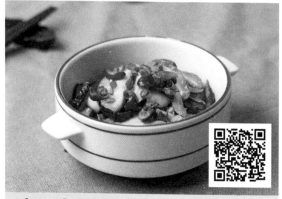

【功效】本品有健脾胃、益智安神、美容养颜的功效。

香菇鱿鱼汤

材料

水发香菇………50 克
水发鱿鱼………100 克
冬笋片……………适量
虾仁、葱末…各适量

调料

盐、白糖、黄酒、胡椒粉、水淀粉、食用油、芝麻油…各适量

做法

1. 将鱿鱼洗净切长条，焯水；香菇去蒂，洗净切片。
2. 起油锅，加葱末、冬笋片、香菇片煸炒；注水，放入虾仁、黄酒、盐、白糖；煮开后放入鱿鱼，出锅前加胡椒粉、芝麻油，用水淀粉勾芡即成。

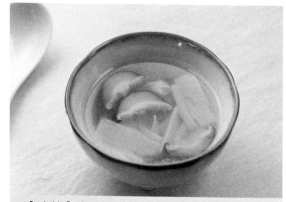

【功效】本品对骨骼发育和造血十分有益，可预防贫血。

苹果

‖ 润肺健胃 ‖
‖ 生津止渴 ‖

【营养成分】含糖类、磷、铁、钾、苹果酸、奎宁酸、柠檬酸、酒石酸、鞣酸、果胶、纤维素、B族维生素、维生素C及微量元素。

【性味归经】性凉，味甘、微酸；归脾、肺经。

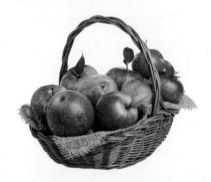

【功效解读】

苹果具有润肺、健胃、生津、止渴、止泻、消食、顺气、醒酒的功能，而且对于癌症有良好的食疗作用。苹果含有大量的纤维素，常吃可以使肠道内胆固醇减少，缩短排便时间，减少直肠癌的发生。

【选购保存】

购买时应挑个头适中、果皮光洁、颜色艳丽的。苹果放在阴凉处可以保持7~10天，如果装入塑料袋放入冰箱可以保存更长时间。

【食用宜忌】

√ 慢性胃炎、消化不良、气滞不通、慢性腹泻、神经性结肠炎、便秘、高血压、高脂血症和肥胖症、癌症、贫血和维生素缺乏等患者适合食用苹果。

× 苹果中含有糖分，胃寒病者、糖尿病患者要少吃甚至不吃。

【相宜搭配】

苹果	+ 银耳	润肺止咳
苹果	+ 洋葱	保护心脏
苹果	+ 芦荟	消食顺气
苹果	+ 牛奶	生津除热

【相忌搭配】

苹果	+ 胡萝卜	破坏维生素C
苹果	+ 海味	导致腹痛、恶心

苹果红枣炖排骨

材料

排骨段…………500 克
苹果………………1 个
红枣、姜片…各适量

调料

盐…………………3 克
鸡粉、料酒…各适量
胡椒粉……………适量

做法

1. 将苹果洗净去皮，切瓣；排骨段洗净焯水。
2. 砂锅注水烧开，倒入姜片、排骨段、苹果、红枣、料酒，拌匀，炖煮至食材熟透。
3. 加入鸡粉、盐、胡椒粉，拌匀调味即成。

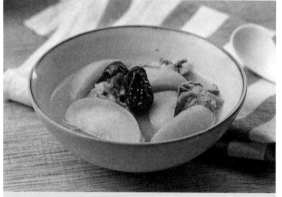

【功效】本品具有滋阴壮阳、益精补血、强壮体格的功效。

蒸苹果

材料

苹果…………………1 个

做法

1. 将苹果洗净，削去外皮，对半切开。
2. 将苹果切成瓣，去核，再切成丁，装入碗中。
3. 将装有苹果的碗放入烧开的蒸锅中，用中火蒸10 分钟，取出冷却后即可食用。

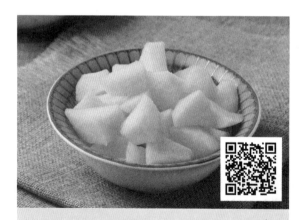

【功效】本品能增进食欲、促进消化。

桃子

‖ 生津润肠 ‖
‖ 活血消积 ‖

【营养成分】 含有碳水化合物、粗纤维、钙、磷、铁、胡萝卜素、维生素 B_1、苹果酸、柠檬酸、葡萄糖、果糖、蔗糖、木糖及挥发油。

【性味归经】 性温，味甘、酸；归肝、大肠经。

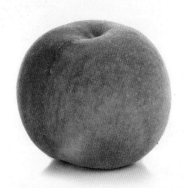

【功效解读】

桃子具有补心、解渴、充饥、生津之功效，含较多的有机酸和纤维素，能促进消化液的分泌，增加胃肠蠕动，增加食欲，有助于消化。

【选购保存】

挑选桃子，首先要个大饱满的，其次表面要光滑（毛桃，绒毛应均匀），无暗斑，表皮无伤为宜。

将桃子用温水洗干净，去掉果皮上残留的农药和细菌，然后用保鲜膜包一下，放入冰箱的保鲜室中，这样可以储存得久一点。

【食用宜忌】

√ 适合低血糖、低血钾和缺铁性贫血者、肺病、肝病、水肿患者、消化力弱者食用。

× 内热生疮、毛囊炎、痈疖和面部痤疮、糖尿病患者忌食。

【相宜搭配】

桃子 	+ 牛奶 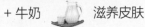	滋养皮肤
桃子	+ 莴笋	营养丰富
桃子	+ 苹果	益气补血
桃子	+ 香瓜 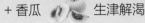	生津解渴

【相忌搭配】

桃子	+ 甲鱼	不利于健康
桃子	+ 白酒	导致头晕、呕吐
桃子	+ 蟹肉	影响蛋白质的吸收
桃子	+ 萝卜	破坏维生素C

桃子苹果汁

材料

桃子·················45 克
苹果·················85 克
柠檬汁·············少许

做法

1. 洗好的桃子切开，去核，把果肉切成小块；洗净的苹果切瓣，去核，把果肉切成小块。

2. 取榨汁机，选择搅拌刀座组合，放入苹果、桃子，倒入柠檬汁，注入适量矿泉水，榨取汁水。

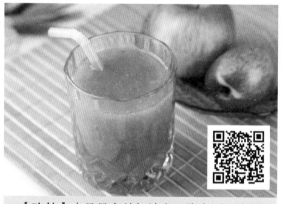

【功效】本品具有益气补血、降血压、安神助眠等功效。

桃子甜瓜汁

材料

桃子·················85 克
香瓜·················65 克

做法

1. 将桃子洗净，切取果肉，再切成小块；香瓜洗净去皮，切瓣，去籽，改切成小块。

2. 取榨汁机，选择搅拌刀座组合，倒入桃子、香瓜，注入矿泉水，榨取果汁。

3. 倒出果汁，装入杯中即可。

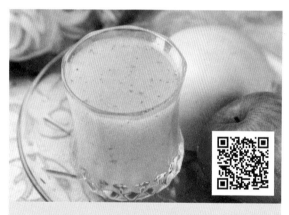

【功效】本品可清热解毒、生津解渴。

梨子

‖ 生津润燥 ‖
‖ 清热化痰 ‖

【营养成分】含有糖类、粗纤维、灰分、镁、硒、钾、钠、钙、磷、铁、胡萝卜素、维生素 B$_1$、维生素 B$_2$、维生素 C 及膳食纤维。

【性味归经】性寒，味甘、微酸；归肺、胃经。

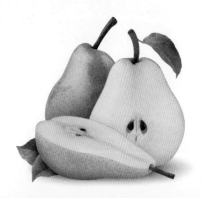

【功效解读】

梨有止咳化痰、清热降火、养血生津、润肺去燥、润五脏、镇静安神等功效，对高血压、心脏病、口渴便秘、头昏目眩、失眠多梦等患者有良好的食疗作用。

【选购保存】

选购时以果粒完整、无虫害、无压伤、坚实者为佳。置于室内阴凉角落处即可，如需冷藏，可装在纸袋中放入冰箱保存 2~3 天。

【食用宜忌】

√ 将梨子榨成梨汁，或者加胖大海、冬瓜子、少量冰糖煮饮，对体质火旺、喉炎干涩者均有滋润喉头、补充津液的功效。

× 梨性寒凉，一次不要吃得过多；脾胃虚弱的人不宜吃生梨。

【相宜搭配】

梨子 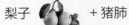 + 猪肺 清热润肺

梨子 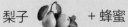 + 蜂蜜 缓解咳嗽

梨子 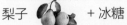 + 冰糖 润肺解毒

梨子 + 银耳 润肺止咳

【相忌搭配】

梨子 + 螃蟹 引起腹泻

梨子 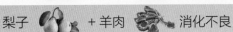 + 羊肉 消化不良

川贝梨煮猪肺汤

材料

雪梨…………100 克
猪肺…………120 克
川贝粉…………少许
姜片…………少许

调料

冰糖…………30 克

做法

1. 猪肺洗净焯水；雪梨洗净去皮，切块，备用。

2. 砂锅中注水烧开，放入雪梨、猪肺，加入川贝粉、姜片，拌匀，煮约 1 小时至熟；加冰糖，拌煮至溶化，盛出即可。

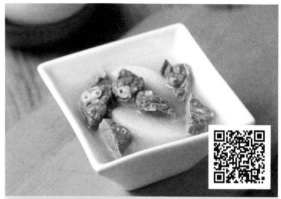

【功效】本品具有润肺止咳、清热去火、降血压等功效。

芹菜梨汁

材料

雪梨…………150 克
芹菜…………85 克
黄瓜…………100 克
生菜…………65 克

做法

1. 将黄瓜洗净切块；生菜洗净切段；芹菜洗净切段；雪梨洗净取果肉，切小块。

2. 取榨汁机，倒入材料，榨出汁水，滤入杯中即可。

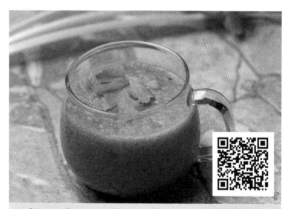

【功效】本品可以促进胃肠蠕动，对于多余的脂肪有分解的作用。

核桃

‖乌发养颜‖
‖温肺定喘‖

【营养成分】含蛋白质、糖类、钙、磷、铁、脂肪油、维生素A、维生素B₁、维生素B₂、维生素C等。

【性味归经】性平，味甘、微苦；归肾、肺、大肠经。

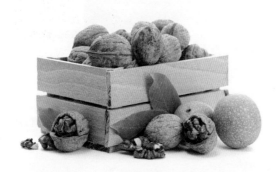

【功效解读】

核桃含有亚油酸和大量的维生素E，可提高细胞的生长速度，经常食用有润肌肤、乌须发的作用，可以令皮肤滋润光滑，富于弹性。

【选购保存】

核桃个头要均匀，缝合线紧密。大颗果实生长周期长，营养成分含量更高。饱满的果实是自然成熟的，口感细嫩、香味更佳。
带壳的核桃在风干之后放在干燥处保存。

【食用宜忌】

√ 核桃仁除了生吃之外，还可煮食、炒食、蜜炙、油炸等。熟吃可研碎与红糖拌合作馅料，还可以煮粥或做成桃饼。
× 痰热咳嗽、便溏腹泻、素有内热盛及痰湿重者不宜食用核桃。

【相宜搭配】

核桃	+ 鳝鱼	降低血糖
核桃	+ 红枣	美容养颜
核桃	+ 黑芝麻	乌发润肺
核桃	+ 百合	止咳平喘

【相忌搭配】

核桃	+ 白酒	导致血热
核桃	+ 野鸡肉	对身体不利
核桃	+ 黄豆	易引发腹痛、腹胀
核桃	+ 野鸭	不利营养的吸收

核桃芝麻米糊

材料

水发大米·········150 克
核桃仁···········80 克
黑芝麻···········20 克

做法

1. 取豆浆机，倒入大米、核桃仁、黑芝麻，注入适量清水；启动机器，选择"米糊"选项。

2. 待米糊搅拌并煮好后倒出，待凉后即可食用。

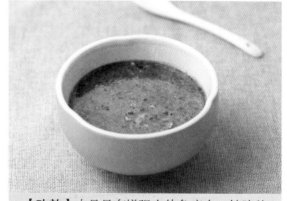

【功效】本品具有增强人体免疫力、健脾养胃、排毒养颜等功效。

核桃粥

材料

水发粳米·········100 克
核桃仁末·········20 克

调料

白糖·············10 克

做法

1. 砂锅中注入适量清水烧开，倒入粳米，放入核桃仁末，拌匀。

2. 大火烧开后转小火煮至食材熟透，加入少许白糖拌匀，用中火略煮，至白糖溶化。

3. 盛出煮好的核桃粥，装在碗中即可。

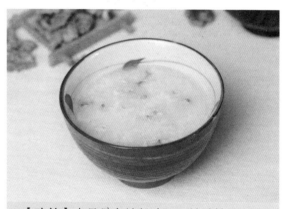

【功效】本品具有补肾助阳、补肺健肺、润肠通便等功效。

绿豆

‖ 清热解毒 ‖
‖ 消暑 ‖

【营养成分】含蛋白质、碳水化合物、膳食纤维、维生素 A、维生素 E、钾、胡萝卜素等。

【性味归经】性凉，味甘；归心、胃经。

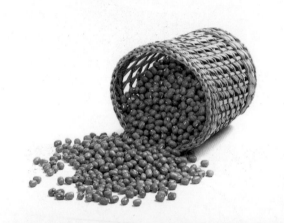

【功效解读】

绿豆可以清心安神、治烦渴、润喉止痛，改善失眠多梦及精神恍惚等现象，还能有效清除血管壁中胆固醇和脂肪的堆积，防止心血管病变。

【选购保存】

优质绿豆外皮蜡质，子粒饱满、均匀，很少破碎，无虫，不含杂质。

将绿豆装在塑料袋里，放在冷冻室冷冻几天，再放在瓶里密封，可以防止生虫。

【食用宜忌】

√ 绿豆可与大米、小米掺和制作干饭、稀饭等主食，也可磨成粉制作糕点及小吃。

× 绿豆性凉，脾胃虚弱的人宜少食。

【相宜搭配】

绿豆	+ 燕麦	抑制血糖
绿豆	+ 南瓜	清肺、降糖
绿豆	+ 百合	解渴润燥
绿豆	+ 黑木耳	清热凉血

【相忌搭配】

绿豆	+ 狗肉	易导致消化不良
绿豆	+ 西红柿	易引起身体不适
绿豆	+ 榛子	易导致腹泻
绿豆	+ 羊肉	易导致肠胃胀气

绿豆薏米粥

材料

水发粳米⋯⋯⋯150 克
水发绿豆⋯⋯⋯100 克
水发薏米⋯⋯⋯70 克

做法

1. 砂锅中注入适量清水烧开，倒入备好的绿豆、薏米、大米。

2. 大火烧开后转小火煮约 30 分钟至食材熟软。

3. 关火后盛出煮好的粥即可。

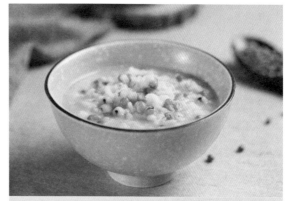

【功效】本品具有利水消肿、健脾去湿、清热排脓等功效。

绿豆杏仁百合甜汤

材料

水发绿豆⋯⋯⋯140 克
鲜百合⋯⋯⋯⋯45 克
杏仁⋯⋯⋯⋯⋯少许

做法

1. 砂锅注水烧开，倒入洗好的绿豆、杏仁，大火烧开后转小火煮约 30 分钟。

2. 倒入洗净的百合，拌匀，用小火煮约 15 分钟至食材熟透；关火后盛出即可。

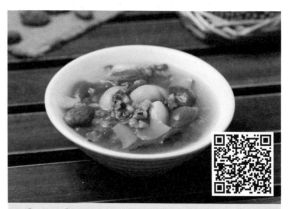

【功效】本品具有生津止渴、润肺定喘、排毒美容等功效。

红豆

‖ 利水消肿 ‖
‖ 解毒消痈 ‖

【营养成分】含蛋白质、脂肪、碳水化合物、膳食纤维、胡萝卜素、维生素 B_1、维生素 B_2、维生素 E、烟酸、钙、磷、钾等。

【性味归经】性平，味甘、酸；归心、小肠经。

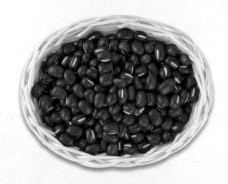

【功效解读】

红豆富含铁质，能让人气色红润，多摄取红豆还有利水消肿、促进血液循环、强化体力、增强抵抗力、缓解经期不适症状的效果。

【选购保存】

红豆一般以颗粒均匀、色泽润红、饱满光泽、皮薄者为佳品。优质红豆通常具有正常豆类香气和口味。红豆用有盖的容器装好，宜放于阴凉、干燥、通风处保存。

【食用宜忌】

√ 红豆可整粒食用，一般用于煮饭、煮粥，或做红豆汤、冰棍、雪糕等。

× 红豆具有很好的利尿消肿作用，同时也能够有效的促进肠道蠕动速度加快。对于肠胃功能比较弱的患者，不宜过多食用。

【相宜搭配】

红豆	+ 白茅根		增强利尿作用
红豆	+ 粳米		益脾胃、通乳汁
红豆	+ 南瓜		润肤、止咳、减肥
红豆	+ 鲫鱼		通乳催奶

【相忌搭配】

红豆	+ 羊肝		易引起身体不适
红豆	+ 羊肚		易导致水肿、腹痛
红豆	+ 猪肉		易引起腹胀气滞

红豆香芋西米露

材料
去皮香芋·········150 克
红豆、西米··各 60 克
牛奶·········90 毫升

调料
白砂糖·············10 克

做法

1. 将芋头洗净切块。
2. 取锅注水，倒入红豆煮至熟软；倒入芋头，煮至芋头熟软；倒入西米，拌煮至成透明状。
3. 加入牛奶、白砂糖，稍煮片刻即可。

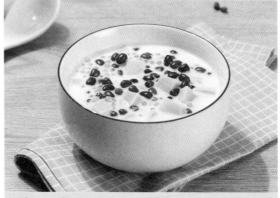

【功效】本品具有清热解毒、健脾益胃、利尿消肿、通气除烦等功效。

红豆汤

材料
水发红豆·········150 克

调料
冰糖·················20 克

做法

1. 砂锅中注水烧开，倒入洗净的红豆。
2. 盖上盖，大火烧开后转小火煮约 60 分钟，至食材熟透。
3. 揭盖，撒上适量的冰糖，搅拌匀，用中火略煮，至冰糖溶化，盛出装碗即成。

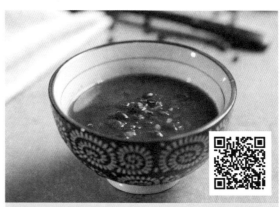

【功效】本品具有补血、利尿、健脾益胃、利尿消肿、通气除烦等功效。

鸽肉

‖ 滋肾益气 ‖
‖ 祛风解毒 ‖

【营养成分】含蛋白质、碳水化合物、烟酸、核黄素、钾、磷、钠、镁、钙、脂肪。

【性味归经】性平，味咸；归肝、肾经。

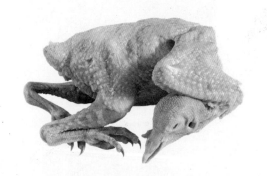

【功效解读】

中医学认为，鸽肉气味咸、平、无毒，有解毒、补肾壮阳、缓解神经衰弱之功效。鸽子肉所含造血用的微量元素相当丰富，对产后妇女、手术后病人及贫血者具有大补功能。

【选购保存】

活的鸽子，最好挑体形呈球形、体重大、腰圆、背宽、腿短、性情温顺，且善高飞、喜地行走的。
新鲜的鸽肉最好在2天内吃完。如果需要长时间保存，擦净表面水分，放冰箱冷冻室内冷冻保存。

【食用宜忌】

√ 鸽肉以清蒸、煲汤为好，能保留更多的营养成分。也可煮粥，亦可炖、烤、炸，或做成小吃等。
× 性欲旺盛者及肾功能衰竭者应尽量少吃或不吃。

【相宜搭配】

鸽肉	+ 螃蟹	补肾益气
鸽肉	+ 银耳	滋补健身
鸽肉	+ 排骨 	补肾益气
鸽肉	+ 莲藕	健脾止泻

【相忌搭配】

鸽肉	+ 猪肝	影响肤质
鸽肉	+ 黄花菜	易引发痔疮
鸽肉	+ 木耳	易导致面生黑斑

莲藕乳鸽汤

材料

乳鸽肉··········200 克
莲藕 ··········50 克
红枣、高汤···· 各适量

调料

盐··················2 克

做法

1. 乳鸽肉洗净，焯水，备用。
2. 取锅注入高汤烧开，加入乳鸽肉、莲藕、红枣，拌匀，煮至食材熟透。
3. 放入盐，拌匀，煮 10 分钟，盛出即可。

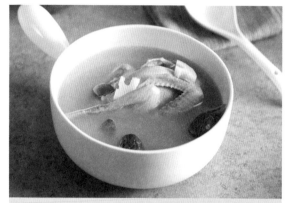

【功效】本品有补血、促进血液循环、健脾止泻等功效。

排骨乳鸽汤

材料

乳鸽··················1 只
猪排骨··········200 克
姜片··················适量

调料

盐··················适量

做法

1. 将乳鸽洗净，切去脚，焯水；猪排骨洗净焯水，备用。
2. 砂锅注水烧开，放入乳鸽、排骨、姜片，慢火煲 3 小时，加盐调味即成。

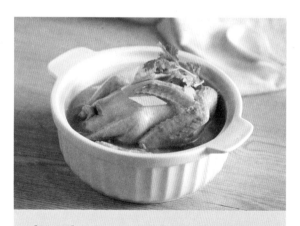

【功效】本品具有补肾、益气、养血的功效。

鲤鱼

‖ 健脾和胃 ‖
‖ 通乳安胎 ‖

【营养成分】含蛋白质、脂肪、维生素 A、维生素 B₁、维生素 B₂、维生素 C 等。

【性味归经】性平，味甘；归脾、肾、胃经。

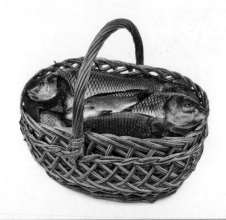

【功效解读】

中医认为，鲤鱼肉性平味甘，能健脾开胃、消肿利尿、止咳消肿、安胎通乳、清热解毒。此外，鲤鱼肉富含不饱和脂肪酸，能在一定程度上预防心血管疾病。

【选购保存】

选购鲤鱼时以鱼体光滑、整洁，无病斑，无鱼鳞脱落，眼睛略凸，眼球黑白分明，鳃色鲜红，腹部没有变软、破损的为佳。

鲤鱼宰杀、清洗干净后擦干水分，用保鲜膜包好，放入冰箱冷藏，可保存 2 天。

【食用宜忌】

√ 烹调鲤鱼的方法较多，以红烧、干烧、糖醋为主。
× 红斑狼疮、荨麻疹、支气管哮喘、腮腺炎、皮肤湿疹等病症者不宜食用。

【相宜搭配】

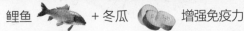
鲤鱼 + 冬瓜　增强免疫力

鲤鱼 + 粳米　治妊娠水肿

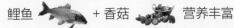
鲤鱼 + 香菇　营养丰富

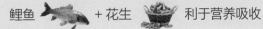
鲤鱼 + 花生　利于营养吸收

【相忌搭配】

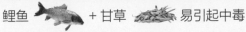
鲤鱼 + 甘草　易引起中毒

鲤鱼 + 咸菜　引起消化道癌肿

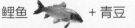
鲤鱼 + 青豆　破坏维生素 B₁

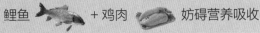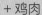
鲤鱼 + 鸡肉　妨碍营养吸收

芦笋西瓜皮鲤鱼汤

材料

鲤鱼·············350 克
芦笋段···········100 克
红枣、姜片····各适量

调料

盐·················3 克
胡椒粉···········2 克
料酒···········10 毫升
食用油···········适量

做法

1. 鲤鱼切花刀，放入注油烧热的炒锅中煎至断生。
2. 放入姜片、芦笋、红枣、料酒、适量清水，煮至食材熟软，加入盐、胡椒粉调味即可。

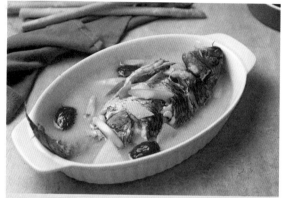

【功效】本品具有补脾健胃、利水消肿、通乳、清热解毒等功效。

鲤鱼炖豆腐

材料

鲤鱼块···········450 克
豆腐·············120 克
上海青、姜片各适量

调料

盐、鸡粉·······各 2 克
食用油···········适量

做法

1. 将上海青洗净；将豆腐洗净，切方块，备用。
2. 起油锅，放入鲤鱼块，用中火煎至断生；注水，大火煮沸；放入豆腐、姜片，用小火炖30分钟；放入上海青、盐、鸡粉，煮至入味即可。

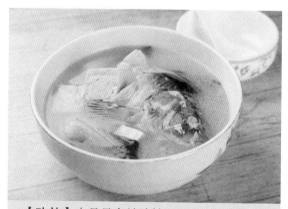

【功效】本品具有补脾健胃、利水消肿、清热解毒等功效。

鲈鱼

‖ 补肝肾 ‖
‖ 健脾胃 ‖

【营养成分】含蛋白质、脂肪、钙、磷、铁、铜、维生素 A、维生素 B_1、维生素 B_2、维生素 D、核黄素等。

【性味归经】性平、淡，味甘；归脾、胃、肝经。

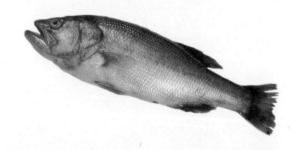

【功效解读】

中医认为，鲈鱼肉能益肾安胎、健脾补气，可治胎动不安、生产少乳等症。此外，鲈鱼肉中富含维生素 D，常食可预防骨质疏松。

【选购保存】

要选鱼身颜色偏青色、鱼鳞有光泽且透亮、鳃丝呈鲜红、表皮及鱼鳞无脱落为好。

去除内脏、清洗干净，擦干水分，用保鲜膜包好，放入冰箱冷藏，可保存 2 天。

【食用宜忌】

√ 蒸鱼时，先把水煮沸再蒸制，这样内部鲜汁不易外流，鱼肉更鲜美。

× 皮肤病、疮肿患者不宜食用。

【相宜搭配】

鲈鱼		+ 姜		补虚养身
鲈鱼		+ 胡萝卜		延缓衰老
鲈鱼		+ 南瓜		预防感冒
鲈鱼		+ 人参		增强记忆

【相忌搭配】

鲈鱼		+ 奶酪		影响钙的吸收
鲈鱼		+ 蛤蜊		导致铜、铁的流失

清汤鲈鱼粥

材料

水发大米	180 克
鲈鱼肉片	100 克
菜心	20 克
火腿肠	20 克

调料

盐、鸡粉	各 4 克
胡椒粉	4 克
芝麻油	5 毫升
食用油	适量

做法

1. 砂锅注水烧开，倒入食用油、大米，煮至软熟。
2. 放入鱼片、火腿肠、菜心，拌匀，煮熟；加盐、鸡粉、胡椒粉、芝麻油，煮入味即成。

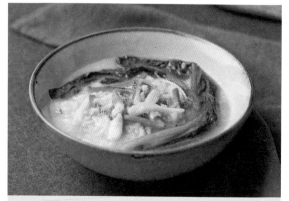

【功效】本品具有补肝肾、益脾胃、止咳之功效。

柠香酸汤鲈鱼

材料

鲈鱼	1 条
柠檬片、姜片、大蒜瓣、香菜段	各适量

调料

普宁豆酱	45 克
盐	5 克
糖	3 克
食用油	适量

做法

1. 将大蒜瓣用刀轻拍；处理干净的鲈鱼取中间段，分切成两块，撒上盐和柠檬汁腌制片刻。
2. 起油锅，放入姜片、大蒜、清水、普宁豆酱煮开；放入柠檬片、鲈鱼块、盐和糖，煮至入味即可。

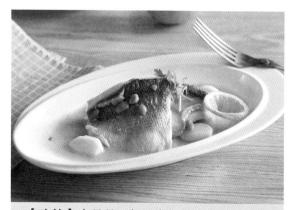

【功效】本品是孕妇、产妇健身补血、健脾益气的佳品。

三文鱼

||健骨强身||
||活血祛瘀||

【营养成分】蛋白质、脂肪、维生素 A、维生素 D、维生素 B6、维生素 B12、维生素 E、钙、磷、铁等。

【性味归经】性温，味甘；归胃经。

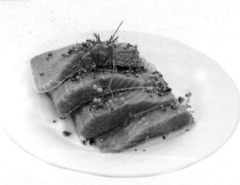

【功效解读】

三文鱼中富含 Ω-3 脂肪酸，能预防动脉粥样硬化；富含钙和维生素 D，能预防骨质疏松，强化骨质。

【选购保存】

新鲜的三文鱼具有一层完整无损、带有鲜银色的鱼鳞；鱼皮黑白分明，无瘀伤；眼睛清亮，瞳孔颜色很深而且闪亮。

买回吃不完的三文鱼肉，可以切成合适的大小，放在冰箱或冰柜里冷藏或速冻保存。

【食用宜忌】

√ 冷冻的三文鱼烹煮前应放在冷藏库中慢慢解冻，不要放在室温下或用热水解冻，以免鲜味流失。

× 切勿把三文鱼烧得过烂，只需把鱼肉做成八成熟，这样既保存三文鱼的鲜嫩，也可祛除鱼腥味。

【相宜搭配】

三文鱼 + 西红柿		抗衰老
三文鱼 + 芥末		补充营养
三文鱼 + 柠檬		利于营养吸收
三文鱼 + 蘑菇		提高免疫力

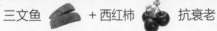

【相忌搭配】

三文鱼 + 浓茶		影响营养吸收
三文鱼 + 蜂蜜		破坏营养物质

蔬菜三文鱼粥

材料

三文鱼…………120 克
胡萝卜、芹菜 各适量
水发大米…………适量

调料

盐、鸡粉………各 3 克
水淀粉……………3 克
食用油……………适量

做法

1. 将三文鱼切片，加适量盐、鸡粉、水淀粉，腌渍入味；胡萝卜、芹菜分别洗净切粒。

2. 砂锅注水，倒入大米、食用油，煮熟；倒入胡萝卜、三文鱼、芹菜、盐、鸡粉，拌匀煮沸即可。

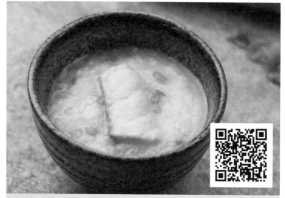

【功效】本品有增强脑功能、预防视力减退的功效。

蒸三文鱼

材料

三文鱼……………3 块
香菇、洋葱… 各适量
姜丝、蒜末… 各适量

调料

酱油………………5 克
白糖………………3 克

做法

1. 将洋葱切丝，香菇切片；取盘，摆入三文鱼，铺上洋葱丝、香菇片、姜丝，上锅蒸约 6~7 分钟。

2. 取一个小碗，把蒸鱼流出的汤汁倒进来，再放入蒜末、酱油、白糖，拌匀后淋在三文鱼上即可。

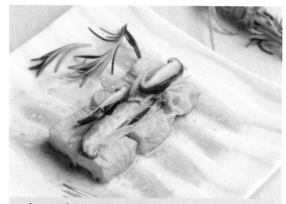

【功效】本品能有效降低血脂和血胆固醇，防治心血管疾病。

干贝

‖ 抗衰老 ‖
‖ 润肤美颜 ‖

【营养成分】含蛋白质、脂肪、碳水化合物、核黄素、烟酸、维生素E、钙、磷、钾、钠、镁、铁、锌等多种元素。

【性味归经】性寒，味咸；归肝、胆、肾经。

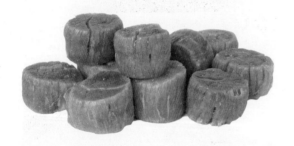

【功效解读】

干贝含有丰富的维生素E，能抑制皮肤衰老，防止色素沉着，消除因皮肤过敏或感染引起的皮肤干燥和瘙痒等皮肤损害。

【选购保存】

好的干贝粒形肚胀圆满，手感干燥而且有嫩糯鲜香，略具回甘。

应该存放在阴凉角落或者冰箱里，存放得当可保存半年甚至更久。

【食用宜忌】

√ 干贝烹调前应用温水浸泡涨发，或用少量清水加黄酒、姜、葱隔水蒸软，然后烹制入肴。

× 贝类本身极富鲜味，烹制时千万不要再加味精，也不宜多放盐，以免鲜味反失。

【相宜搭配】

干贝		+ 红酒		补血、降血压
干贝		+ 木耳		利尿消炎
干贝		+ 瘦肉		养脾补虚
干贝		+ 豆腐		防癌抗癌

【相忌搭配】

干贝		+ 啤酒		引起痛风
干贝		+ 蚕豆		影响锌的吸收
干贝		+ 玉米		使营养成分流失

干贝茶树菇蒸豆腐

材料
豆腐…………… 400 克
水发干贝………20 克
蟹味菇、茶树菇各适量
姜、蒜、葱花各少许

调料
鸡粉…………… 3 克
盐………………… 2 克
生抽、食用油 各适量

做法

1. 将茶树菇洗净切段；豆腐切块；姜、蒜切末。

2. 油爆姜末、蒜末，放入茶树菇、蟹味菇、干贝、盐、鸡粉炒匀，盛出浇在豆腐上；蒸锅中放入豆腐，蒸 10 分钟；取出，淋上生抽，撒上葱花即可。

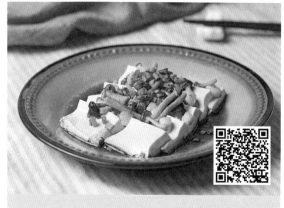

【功效】本品能有效延缓衰老、防癌抗癌。

干贝鱼汤

材料
鲢鱼肉…………350 克
水发干贝………15 克
姜片………………少许

调料
盐………………… 2 克
鸡粉………………… 2 克
料酒、食用油 各适量

做法

1. 处理干净的鱼肉斩块。

2. 用油起锅，放入鱼块，煎至金黄色，备用。

3. 砂锅注水烧开，放入干贝、姜片、鱼块、料酒，煮至食材熟透；放入盐、鸡粉调味即可。

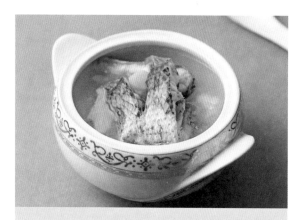

【功效】本品可润肠通便、美容护肤。

忌吃食物

薏米

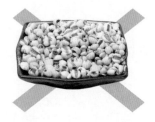

薏米性微寒，味甘淡，有利水消肿、健脾祛湿、舒筋除痹、清热排脓的功效，为常用的利水渗湿药。中医认为，薏米具有利水滑胎的作用，孕晚期食用容易造成催产。

荠菜

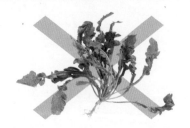

我国民间有这么一句谚语："春来荠菜胜羔豚。"但是实验证明，荠菜有类似麦角的子宫收缩作用。荠菜浸膏试用于动物离休子宫或肠管，均呈显著收缩。全草的醇提取物有催产素样的子宫收缩作用。全草的有效成分能使小鼠、大鼠离体子宫收缩，煎剂灌胃具有同样的作用。如果孕妈妈食用荠菜，很容易导致妊娠下血或胎动不安，甚至导致流产。

熏肉

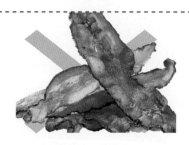

熏肉的脂肪含量很高，摄入大量的脂肪可能引发中风、心血管疾病、动脉粥样硬化等并发症，肥胖的妊娠高血压孕妈妈尤其要注意。

熏肉在制作过程中加入了很多盐腌渍，人体摄入的盐相对较多，易引起体内钠水潴留，造成水肿，诱发或加重妊娠高血压综合征。而且熏肉在制作过程中可能产生致癌的亚硝酸盐，对胎儿的健康发育不利。

咸鱼

经食品检验测定，咸鱼体内含有大量的二甲基亚硝酸盐，进入人体内经代谢可转化成致癌性很强的二甲基硝胺。该物质作用于鼻咽部黏膜，刺激上皮细胞发生癌变，可引起鼻咽癌。通过动物实验证明，二甲基硝胺不仅有特定的器官亲和性，而且还可以通过胎盘进入胎儿体内，对胎儿造成伤害。咸鱼在制作过程中，会不同程度地丢失其所含营养素，同时还放入了大量食盐，如孕妈妈长期大量食用，除造成营养缺乏外，摄入的盐相对较多，易引起体内钠潴留，造成水肿，诱发或加重妊娠高血压综合征。

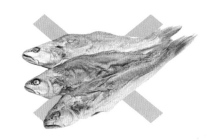

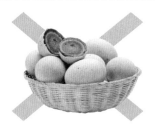

松花蛋

松花蛋含铅较高，孕妇最好忌吃。因为孕妈妈的血铅水平高，可直接影响胎儿正常发育，甚至造成先天性弱智或畸形。如果实在想吃，一定要控制量，不能吃太多，吃太多可能会导致孕妈妈慢性铅中毒。

孕妇慢性铅中毒可以没有临床表现，却能导致流产、早产、胎儿畸形、胎儿缺少维生素、胎儿脑发育迟缓、智力低下、行为缺陷等多种危害。

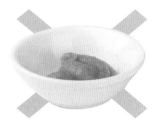

芥末

芥末是芥菜的成熟种子磨成的一种粉状调料，微苦，辛辣芳香，对口舌有强烈的刺激，味道十分独特。芥末粉湿润后有香气喷出，具有催泪性的强烈刺激性辣味，对味觉、嗅觉均有刺激作用，让人不自觉地进食更多的食物，从而容易引发孕妈妈肥胖，对胎儿的发育不利。同时，芥末具有的强烈刺激性辣味，孕妈妈食用后不仅可使心跳加快，血压升高，还可能导致便秘。所以，孕妈妈需谨慎食用芥末。

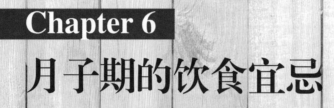

Chapter 6
月子期的饮食宜忌

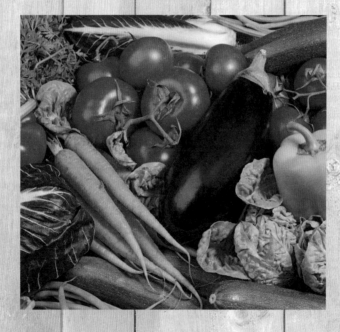

月子期指从胎盘娩出到产妇全身各器官（除乳房外）恢复或接近未孕状态的时间，大约需要42天，这一时期称为产褥期，俗称"月子期"。保持清洁卫生、愉悦舒畅的心情和均衡的饮食调养能有效促进产后身体的恢复。

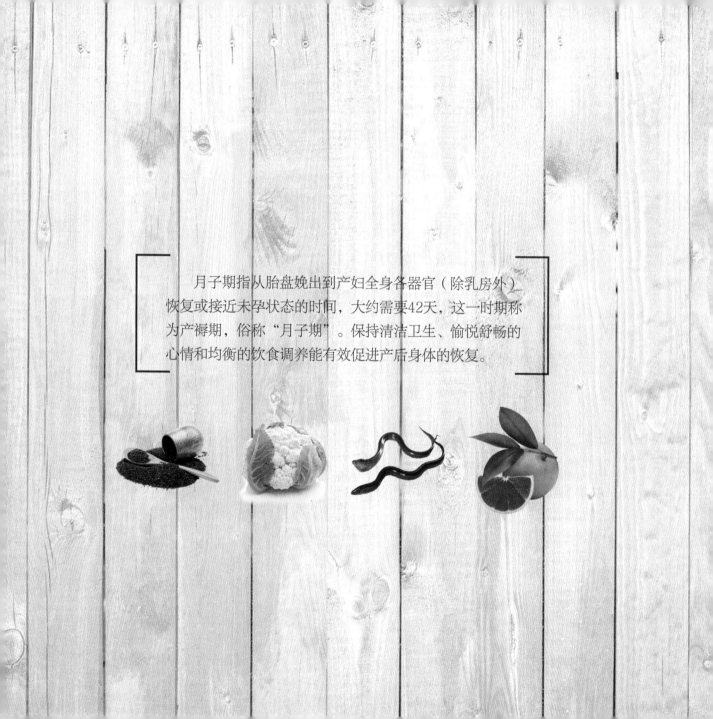

荷兰豆

‖ 益脾和胃 ‖
‖ 生津止渴 ‖

【营养成分】含碳水化合物、膳食纤维、叶酸、维生素A、胡萝卜素、硫胺素、核黄素、烟酸、维生素C、维生素E、钾、钠、碘。

【性味归经】性寒，味甘；归脾、胃、大肠、小肠经。

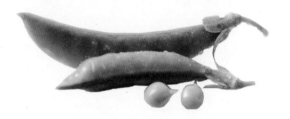

【功效解读】

荷兰豆具有调和脾胃、利肠、利水的功效，还可以使皮肤柔润光滑，并能抑制黑色素的形成。荷兰豆富含的膳食纤维，能预防直肠癌，并降低胆固醇。

【选购保存】

较嫩的荷兰豆呈嫩绿色，且豆荚里面的豆粒是扁扁的。而颜色很深且里面的豆粒儿很大很饱满，说明已经老了。

买回来的荷兰豆不用清洗，直接放冰箱冷藏。如果是剥出来的豆粒，适于冷冻，最好在1个月内吃完。

【食用宜忌】

√ 适合与富含氨基酸的食物（如肉类、奶制品）一起烹调，可以明显提高荷兰豆的营养价值。

× 尿路结石者、皮肤病患者、慢性胰腺炎患者、糖尿病患者、消化不良者慎食。

【相宜搭配】				【相忌搭配】			
荷兰豆	+ 大米		增强免疫力	荷兰豆 	+ 醋		易引起消化不良
荷兰豆 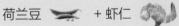	+ 虾仁		提高营养价值	荷兰豆	+ 酸奶		降低营养价值
荷兰豆	+ 蘑菇		改善食欲不佳	荷兰豆	+ 菠菜		影响钙的吸收
荷兰豆	+ 红糖		健脾、通乳、利水	荷兰豆	+ 蕨菜		降低营养价值

荷兰豆炒彩椒

材料

荷兰豆…………180克
黄彩椒…………80克
姜片、蒜末…各少许
葱段……………少许

调料

蚝油……………5克
盐、鸡粉………各2克
水淀粉…………3毫升
食用油…………适量

做法

1 将黄彩椒洗净切条，焯水；荷兰豆洗净焯水。

2 用油起锅，放入姜片、蒜末、葱段，爆香；倒入焯好的荷兰豆和彩椒，炒匀；加入蚝油，炒匀；放入盐、鸡粉、水淀粉，炒匀调味即可。

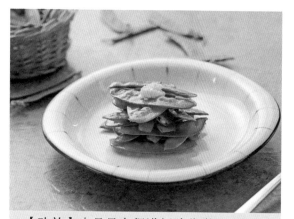

【功效】本品具有强身健体、提高免疫机能的功效。

蒜蓉荷兰豆

材料

荷兰豆…………150克
蒜末……………少许

调料

盐、鸡粉………各少许
白糖、水淀粉 各适量
食用油…………适量

做法

1 锅中注水烧开，放入洗净的荷兰豆，拌匀，略煮一会儿，捞出沥干，备用。

2 用油起锅，放入蒜末，爆香；倒入荷兰豆，翻炒均匀。

3 加入盐、鸡粉、白糖、水淀粉，炒匀即可。

【功效】本品具有促进新陈代谢、延缓衰老、美容养颜等功效。

花菜

|| 防癌抗癌 ||
|| 补脾和胃 ||

【营养成分】含丰富的钙、磷、铁、维生素C、维生素A原、B族维生素、维生素K以及蔗糖等。

【性味归经】性凉，味甘；归胃、肝、肺经。

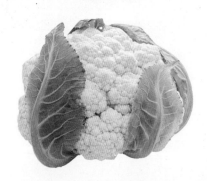

【功效解读】

花菜不仅能疏通肠胃，促进胃肠蠕动，还可以降低血压、血脂、胆固醇。另外，花菜具有很好的抗癌的功效，被称为"十大绿色蔬菜之一"，具有很好的食疗保健功效。

【选购保存】

以花球周边未散开，无异味、无毛花的为佳。
花菜最好即买即吃，即使温度适宜，也尽量避免存放3天以上。

【食用宜忌】

√ 菜花焯水后，应过一遍凉开水，捞出沥干水后烹调。

× 用花菜制作凉菜时不宜加酱油，如果偏好酱油的口味，可以少加生抽。

【相宜搭配】

花菜	+ 蚝油		健脾开胃
花菜	+ 香菇		降低血脂
花菜	+ 西红柿		降压降脂
花菜	+ 蜂蜜		止咳润喉

【相忌搭配】

花菜	+ 猪肝		阻碍营养吸收
花菜	+ 牛肝		不利身体健康
花菜	+ 牛奶		降低营养价值
花菜	+ 豆浆		降低营养价值

黑木耳炒花菜

材料

花菜⋯⋯⋯⋯300克
水发黑木耳⋯⋯200克
西红柿⋯⋯⋯⋯120克
蒜苗段⋯⋯⋯⋯少许

调料

盐、鸡粉⋯⋯⋯各2克
白糖⋯⋯⋯⋯⋯4克
水淀粉⋯⋯⋯⋯6毫升
食用油⋯⋯⋯⋯适量

做法

1 将花菜洗净，切成小朵，焯水；西红柿洗净，切成小瓣；黑木耳洗净，备用。

2 起油锅，倒入花菜、西红柿、蒜苗段、黑木耳，炒匀；加入盐、鸡粉、白糖、水淀粉，炒匀即成。

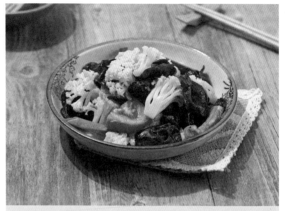

【功效】本品可降低乳腺癌、胃癌等疾病的发病概率，有较好的防癌抗癌作用。

鲫鱼花菜汤

材料

鲫鱼⋯⋯⋯⋯300克
花菜⋯⋯⋯⋯100克
姜片⋯⋯⋯⋯少许

调料

鸡粉⋯⋯⋯⋯⋯2克
料酒⋯⋯⋯⋯⋯适量
盐、食用油⋯各适量

做法

1 将花菜洗净，切成小朵，焯水；往鲫鱼的两面撒上盐，抹匀，淋上料酒，腌渍10分钟。

2 热锅注油烧热，放入鲫鱼、姜片，煎香；注水，倒入花菜，大火煮开后转小火煮20分钟。

3 放入盐、鸡粉，搅拌调味，盛出即可。

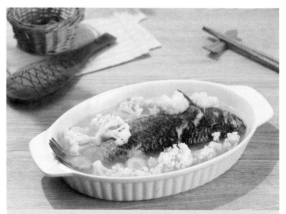

【功效】本品具有益气补脾、增强免疫力等功效。

空心菜

‖ 清热凉血 ‖
‖ 润肠通便 ‖

【营养成分】含维生素A原、B族维生素、维生素C、烟酸、蛋白质、脂肪、钙、磷、铁等。

【性味归经】性平，味甘；归肝、心、小肠经。

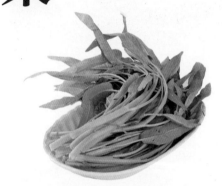

【功效解读】

空心菜具有促进肠道蠕动、通便解毒、清热凉血、利尿的功效，可用于防热解暑，对食物中毒、吐血、鼻衄、尿血、小儿胎毒、痈疮、疔肿、丹毒等症状也有一定的食疗作用。

【选购保存】

选购以茎粗、叶绿、质脆的空心菜为佳。

冬天可用无毒塑料袋保存，如果温度在0℃以上，可在空心菜叶上套上塑料袋，口不用扎，根朝下戳在地上即可。

【食用宜忌】

√ 空心菜的嫩茎、嫩叶可供食用，适合采用炒、拌等烹调方法。

× 体质虚弱、脾胃虚寒、大便溏泄者不宜多食。

【相宜搭配】

空心菜	+ 尖椒	解毒消肿
空心菜	+ 豆豉	开胃消食
空心菜	+ 鸡爪	利尿消肿
空心菜	+ 朝天椒 	降压解毒

【相忌搭配】

| 空心菜 | + 牛奶 | 影响钙的吸收 |
| 空心菜 | + 乳酪 | 影响钙的吸收 |

上汤空心菜

材料

空心菜·············200克
香菇··············20克
大蒜、枸杞···各适量
上汤·············适量

调料

鸡精··············3克
盐···············5克
食用油···········适量

做法

1 热锅注油，放入大蒜炸香，捞出；锅底留油，注水，加入洗净的香菇、空心菜、盐，焯熟。

2 热锅注油，加入上汤、盐、鸡精搅匀；倒入大蒜、枸杞，煮沸制成汤汁，浇在空心菜上。

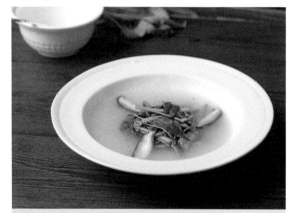

【功效】本品能刺激肠胃蠕动，起到润肠、助消化的作用。

虾酱炒空心菜

材料

空心菜············250克

调料

盐、虾酱·······各适量
食用油···········适量

做法

1 锅中注油烧热，倒入少许清水，加入盐和虾酱，用锅铲拌匀。

2 倒入洗好的空心菜，拌炒至熟，捞出，装入盘中即可。

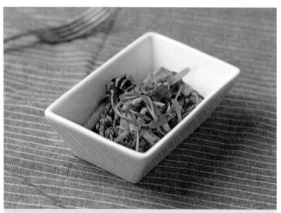

【功效】本品具有活血化瘀、消肿解毒、促进血液循环、润肠利便的功效。

紫薯

‖ 补中和血 ‖
‖ 益气生津 ‖

【营养成分】含有膳食纤维、胡萝卜素、维生素A、维生素B、维生素C、维生素E以及钾、铁、铜、硒、钙等10余种微量元素。

【性味归经】性平，味甘；归脾、胃经。

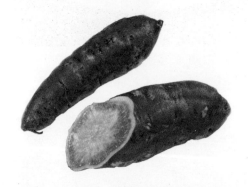

【功效解读】

紫薯能供给人体大量的黏液蛋白、糖、维生素C和维生素A，具有补虚乏、益气力、健脾胃、强肾阴以及和胃、暖胃、益肺等功效。

【选购保存】

优先挑选纺锤形状的紫薯，表面看起来光滑、闻起来没有霉味的较佳，不要购买表皮上有黑色或褐色斑点的紫薯。

保持干燥，不宜放在塑料袋中保存。

【食用宜忌】

√ 紫薯应与含优质蛋白的食物一起吃，营养更全面；紫薯要熟透再吃，因为淀粉粒不经高温破坏难以消化。

× 胃溃疡、十二指肠溃疡及胃酸过多的患者要避免食用紫薯。

【相宜搭配】

紫薯 + 莲子	美容养颜
紫薯 + 瘦肉	营养更丰富
紫薯 + 牛奶	有利于消化
紫薯 + 山药	补脾、益气

【相忌搭配】

| 紫薯 + 柿子 | 造成胃溃疡 |
| 紫薯  + 鸡蛋 | 不消化、易腹痛 |

牛奶紫薯泥

材料

配方奶粉…………15克
紫薯……………150克

做法

1 将紫薯洗净去皮，切块，备用。

2 蒸锅中放入紫薯块，用大火蒸30分钟至其熟软，取出，放凉后压成泥，装入盘中，待用。

3 将适量温开水倒入奶粉中，拌匀；再将紫薯泥倒入拌好的奶粉中，拌匀，盛出即可。

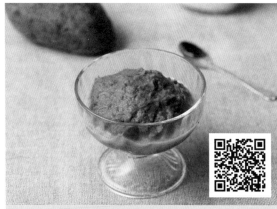

【**功效**】本品具有改善视力、提高免疫力、润肠通便等功效。

紫薯牛奶西米露

材料

紫薯块……………60克
牛奶……………95毫升
西米……………45克

调料

冰糖………………适量

做法

1 蒸锅中放入紫薯块，用中火蒸约10分钟，至其熟软；取出放凉后切成丁。

2 汤锅置火上，注入牛奶，加入冰糖，拌匀，煮至冰糖溶化；倒入西米、紫薯，拌匀，用小火煮约15分钟至西米色泽通透，盛出即可。

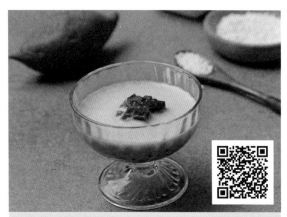

【**功效**】本品具有缓解疲劳、延缓衰老、助消化、补血等功效。

草菇

‖ 防癌抗癌 ‖
‖ 补益气血 ‖

【营养成分】含蛋白质、氨基酸、脂肪、碳水化合物、维生素C、膳食纤维、尼克酸、维生素E、磷、钠、铁、锌、硒等。

【性味归经】性寒，味甘、微咸；归肺、胃经。

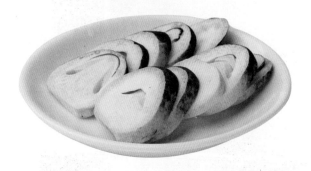

【功效解读】

草菇富含维生素C，可促进人体新陈代谢，提高机体免疫力，增强抗病能力。草菇还含有一种异种蛋白物质，具有消灭人体癌细胞的作用，有助于防癌抗癌。

【选购保存】

应选择新鲜幼嫩，螺旋形，硬质，菇体完整，不开伞、不松身，无霉烂、无破裂，无机械伤的草菇。鲜品可用保鲜膜封好，放置在冰箱冷藏室中，可保存1周左右。

【食用宜忌】

√ 草菇可采用炒、熘、烩、烧、酿、蒸等烹饪方式，也可做汤，或作各种荤菜的配料。

× 草菇无论是鲜品还是干品，都不适宜浸泡太久。

【相宜搭配】

草菇 + 豆腐 降压降脂

草菇 + 虾仁 补肾壮阳

草菇 + 猪肉 补脾益气

草菇 + 牛肉 增强免疫力

【相忌搭配】

草菇 + 鹌鹑 面生黑斑

草菇 + 蒜  对身体不利

西芹拌草菇

材料

草菇··········250克
西芹··········150克
红椒···········10克

调料

盐················6克
鸡粉、白糖·····各2克
生抽、食用油··各适量

做法

1 将红椒洗净去籽，切成小块；西芹洗净去除老茎，切段；草菇洗净，切去根部，备用。

2 锅中注水烧开，加入少许盐、鸡粉、食用油、草菇，煮熟；加入西芹、红椒，拌匀煮熟；加生抽、盐、鸡粉、白糖，拌匀调味即可。

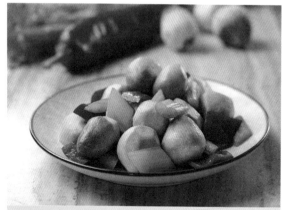

【功效】本品能促进人体新陈代谢，提高机体免疫力。

草菇花菜炒肉丝

材料

草菇、瘦肉··各200克
花菜、姜片····各适量
红彩椒··············适量

调料

盐、水淀粉····各适量
生抽、料酒····各适量
食用油··············适量

做法

1 将草菇洗净，切去根部，焯水；花菜洗净，切成小朵，焯水；红彩椒洗净切丝；瘦肉洗净切丝，装入碗中，加入适量调料，腌渍备用。

2 起油锅，倒入红彩椒、肉丝，炒至变色；放入姜片、草菇、花菜炒匀；加入调料炒匀调味即可。

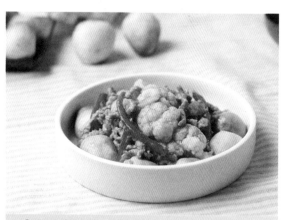

【功效】本品具有消食祛热、补脾益气、增强免疫力等功效。

木瓜

‖ 和胃化湿 ‖
‖ 清心润肺 ‖

【营养成分】含齐敦果酸、木瓜酚、皂甙、苹果酸、酒石酸、柠檬酸、维生素 C、黄酮类、鞣质，种子含氢氰酸。

【性味归经】性温，味酸；归肝、脾经。

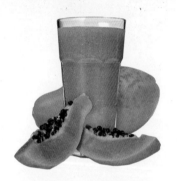

【功效解读】

木瓜特有的木瓜酵素能清心润肺，还可以帮助消化、治胃病。独有的木瓜碱具有抗肿瘤功效，对淋巴性白血病细胞具有强烈抗癌活性。

【选购保存】

应选购比较熟的瓜。木瓜成熟时，瓜皮呈黄色，味特别清甜。

先用报纸将木瓜包起来，放在阴凉地方保存。

【食用宜忌】

√ 适宜慢性萎缩性胃炎患者，缺奶的产妇，风湿筋骨痛、跌打扭挫伤患者，以及消化不良、肥胖患者。

× 不适宜孕妇、过敏体质人士。

【相宜搭配】

木瓜 + 玉米笋  防治慢性肾炎

木瓜  + 带鱼 补虚、通乳

木瓜 + 牛奶 营养全面

木瓜 + 莲子 养心安神

【相忌搭配】

木瓜 + 河虾 导致上火

木瓜 + 韭菜 营养下降

木瓜银耳汤

材料

木瓜·············200克
水发莲子··········65克
水发银耳··········95克

调料

冰糖·············40克

做法

1 将木瓜洗净切块，备用。

2 砂锅注水烧开，倒入木瓜、银耳、莲子，搅匀；大火煮开后转小火煮30分钟。

3 放入冰糖，拌匀，续煮10分钟至食材熟软入味，盛出即可。

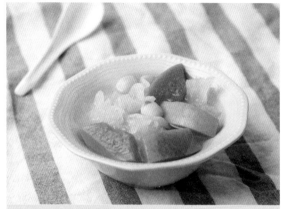

【功效】本品有很强的抗氧化能力，能帮助机体修复组织，消除有毒物质。

木瓜凤爪汤

材料

木瓜·············250克
鸡爪·············180克
红枣、姜片·····各适量

调料

盐················少许

做法

1 将木瓜去皮洗净，切丁；鸡爪洗净，剁去爪尖，备用。

2 砂锅注水烧开，放入鸡爪，用大火煮沸；掠去浮沫，放入姜片、红枣，转小火煲煮30分钟；倒入木瓜，续煮15分钟；加入盐，拌匀即成。

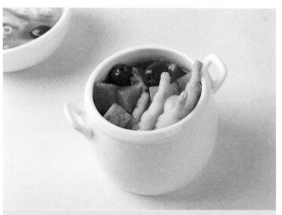

【功效】本品具有护肤美容、乌发、丰胸、减肥等功效。

葡萄柚

‖ 增进食欲 ‖
‖ 利尿美白 ‖

【营养成分】含有各种维生素、果胶、钾及天然叶酸。

【性味归经】性寒，味甘、酸、苦；归脾、肾经。

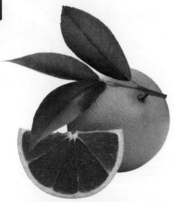

【功效解读】

葡萄柚含有维生素P，可以强化皮肤、收缩毛孔，对于控制肌肤出油很有效果。还含有丰富的果胶，果胶是一种可溶性纤维，可以溶解胆固醇，降低患癌症的几率。

【选购保存】

挑选葡萄柚时首先要选相对重的，重则代表水分多；其次要注意柚皮触摸起来柔软而富有弹性，这表示肉多皮薄。

放在冰箱内可储存较长时间，建议尽快食用。

【食用宜忌】

√ 适合肥胖症、心脏病、肾脏病、水肿、蜂窝组织炎等病症患者食用。

× 正在服用药物，尤其是服用降血压药物的人群不宜食用。

【相宜搭配】

葡萄柚 + 苹果	帮助消化
葡萄柚 + 苦瓜	减轻痛风
葡萄柚 + 蜂蜜	生津解渴
葡萄柚 + 柚子	美化肌肤

【相忌搭配】

葡萄柚 + 南瓜	破坏维生素C
葡萄柚 + 黄瓜	破坏维生素C

无花果葡萄柚汁

材料

葡萄柚…………100克
无花果…………40克
薄荷叶…………少许

做法

1 将葡萄柚洗净去皮，切块；处理好的无花果切块，备用。

2 取榨汁机，倒入葡萄柚、无花果、适量的凉开水，盖上盖，榨取果汁。

3 将榨好的果汁倒入杯中，放上薄荷叶即可。

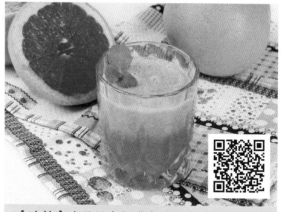

【功效】本品具有促进食欲、增强免疫力等功效。

葡萄柚西芹沙拉

材料

去皮葡萄柚………1个
西芹……………150克

调料

橄榄油…………20毫升
沙拉酱…………35克
盐、胡椒粉……各少许

做法

1 将西芹洗净切段，焯水，备用。

2 取部分葡萄柚果肉切块；剩余的挤出汁，装碗中，加橄榄油、盐、胡椒粉拌匀，制成味汁。

3 将柚子肉倒入碗中，加入西芹，倒入味汁，拌匀，盛出，再挤入沙拉酱即可。

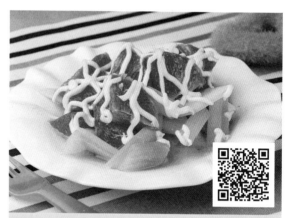

【功效】本品具有降血脂、保护肝脏、利水消肿、增进食欲等功效。

枸杞

‖ 滋补肝肾 ‖
‖ 益精明目 ‖

【营养成分】含有大量的胡萝卜素，还含有多种维生素、β-谷甾醇、蛋白质、烟酸、酸浆红素以及铁、钙、磷、镁、锌等多种微量元素。

【性味归经】性平，味甘；归肝、肾经。

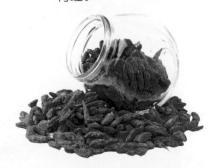

【功效解读】

枸杞有滋肾、润肺、补肝、明目的功效，能改善肝肾阴亏、腰膝酸软、头晕目眩、目昏多泪、虚劳咳嗽、消渴、遗精等病症。

【选购保存】

以粒大、肉厚、种子少、色红、质柔软者为佳。置阴凉干燥处保存，防闷热，防潮，防蛀。

【食用宜忌】

√ 枸杞多为内服，可煎煮成药汤服用，一般用量约5~10克，也可以泡茶饮用，或将蒸熟的枸杞直接嚼食。

× 外邪实热、脾虚有湿及泄泻者忌服。

【相宜搭配】

枸杞	+ 黄芪	益气养血
枸杞	+ 桑葚	补血滋阴
枸杞	+ 菊花	清肝明目
枸杞	+ 桑叶	清肺润燥

【相忌搭配】

| 枸杞 | + 绿茶 | 降低营养 |
| 枸杞 | + 奶酪  | 降低营养 |

枸杞拌青豆

材料

青豆·············200克
枸杞·············5克
蒜末···········少许

调料

盐、鸡粉·········各3克
生抽、芝麻油、白糖、食用油···各适量

做法

1 锅中注水烧开，加入少许食用油、盐，倒入青豆，煮约1分钟至断生；放入枸杞，略煮片刻，捞出食材，倒入碗中，备用。

2 碗中加入蒜末、生抽、盐、鸡粉、白糖、芝麻油，拌匀，盛出即可。

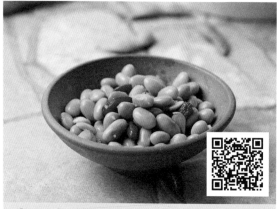

【功效】本品可降低血液中的胆固醇含量，预防心血管疾病。

枸杞羹

材料

枸杞·············30克

调料

冰糖·············8克

做法

1 锅中注水烧开，倒入洗净的枸杞，大火烧开后转小火煮约30分钟。

2 往锅中倒入冰糖，用小火煮约5分钟至冰糖完全溶化。

3 将煮好的枸杞羹盛出即可。

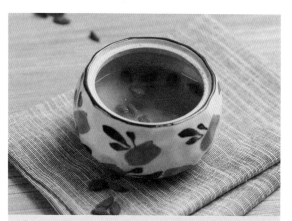

【功效】本品具有益气补血、健脾养胃、明目等功效。

黑芝麻

‖ 补肝肾 ‖
‖ 益精血 ‖

【营养成分】含蛋白质、铁、钙、磷、维生素A、维生素D、维生素E、B族维生素、糖类等。

【性味归经】性平，味甘；归肝、肾、肺、脾经。

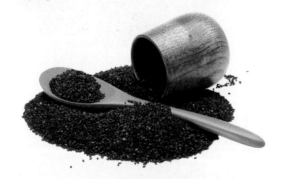

【功效解读】

黑芝麻含有丰富的维生素E，可抑制体内自由基活跃，达到抗氧化、延缓老化的功效。黑芝麻还具有养血的功效，可以治疗皮肤干枯、粗糙，令皮肤细腻光滑、红润有光泽。

【选购保存】

品质优良的黑芝麻色泽鲜亮、纯净，外观白色、大而饱满、皮薄、嘴尖而小。

可将黑芝麻放在干燥、密封效果好的容器内，置于阴凉处保存即可。

【食用宜忌】

√ 芝麻仁外面有一层稍硬的蜡，把它碾碎后食用，人体才能吸收到营养，所以整粒的芝麻最好是加工后再吃。

× 患有慢性肠炎、阳痿、遗精等病症的患者慎食。

【相宜搭配】

黑芝麻 + 海带	美容、抗衰老
黑芝麻 + 核桃	改善睡眠
黑芝麻 + 桑葚	降血脂
黑芝麻 + 冰糖	润肺、生津

【相忌搭配】

黑芝麻 + 巧克力	影响消化、吸收
黑芝麻 + 鸡肉	降低营养价值

黑芝麻糊

材料
黑芝麻…………200克

调料
白糖………………15克

做法

1 炒锅烧热，倒入黑芝麻，用小火炒香，备用。

2 取搅拌机，将炒好的黑芝麻倒入干磨杯中，磨成黑芝麻粉末，备用。

3 砂锅注水烧开，分次加入黑芝麻粉，不停搅拌至呈黏稠状。

4 加入白糖，拌匀至溶化；盛出即可。

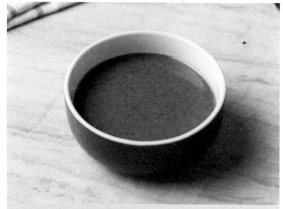

【功效】本品具有温暖脾胃、补益中气等多种功效。

蜂蜜拌黑芝麻

材料
黑芝麻…………80克

调料
蜂蜜………………适量

做法

1 炒锅烧热，倒入黑芝麻，用小火炒香，装盘，备用。

2 黑芝麻上倒入适量蜂蜜，拌匀即可食用。

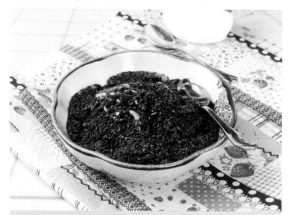

【功效】本品具有开胃消食、促进新陈代谢等功效。

燕麦

‖ 延年益寿 ‖
‖ 利水通便 ‖

【营养成分】含维生素 B_1 和维生素 B_2、膳食纤维、钙、磷、铁、铜、锌、锰等。

【性味归经】性平，味甘；归肝、脾、胃经。

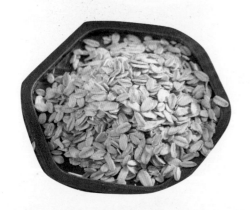

【功效解读】

燕麦不仅能预防动脉硬化、脂肪肝、糖尿病、冠心病，而且对便秘以及水肿等都有很好的辅助治疗作用，可增强人的体力、延年益寿。

【选购保存】

应挑选大小均匀、质实饱满、有光泽的燕麦粒。密封后存放在阴凉干燥处。

【食用宜忌】

√ 燕麦多用来做粥，也可用来做汤，还经常以麦片的形式作为保健品。

× 虚寒症患者忌食。

【相宜搭配】

燕麦	+ 玉米 	丰乳
燕麦	+ 苹果	瘦身
燕麦	+ 南瓜	降低血糖
燕麦	+ 百合	润肺止咳

【相忌搭配】

燕麦	+ 菠菜	影响钙的吸收
燕麦	+ 红薯	易导致胃痉挛

燕麦八宝粥

材料

材料包（粳米、黑米、红豆、扁豆、燕麦片、糙米）…… 1包
玉米、青豆……各适量

调料

白糖……………适量

做法

1 将材料包装入碗中，注水泡发20分钟，备用。

2 砂锅注水，倒入泡发好的食材、洗净的玉米和青豆，搅匀，大火烧开转小火煮40分钟。

3 加入白糖，拌匀，续煮10分钟即可。

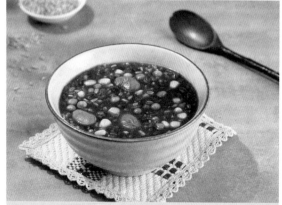

【功效】本品具有补脾、和胃、清肺、润肠的功效。

牛奶燕麦核桃粥

材料

燕麦……………80克
核桃仁…………20克
牛奶…………300毫升

做法

1 砂锅注入牛奶，倒入核桃仁、燕麦，拌匀；大火烧开后转小火煮约8分钟。

2 拌匀后盛出即可。

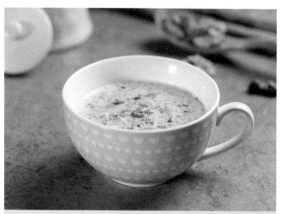

【功效】本品具有温肝、补肾、健脑、强筋、壮骨等功效。

紫米

‖ 补中益气 ‖
‖ 健脾养胃 ‖

【营养成分】含有丰富蛋白质、脂肪、赖氨酸、核黄素、硫胺素、叶酸等多种营养成分，以及铁、锌、钙等人体所需微量元素。

【性味归经】性温，味甘；归脾、胃、肺经。

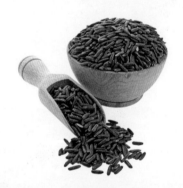

【功效解读】

紫米有补血益气、暖脾胃的功效，对于胃寒痛、消渴、夜尿频密等病症有一定疗效。此外，糯性紫米具有补血、健脾、理中及治疗神经衰弱等功效。

【选购保存】

宜选购有光泽、米粒大小均匀、很少有碎米和爆腰（米粒上有裂纹）、无虫、不含杂质的紫米。

装于有盖密封的容器中，置通风、阴凉、干燥处储存，要防鼠、防潮、防米虫。

【食用宜忌】

√ 紫米直接食用容易因其粘性导致肠胃消化不良，若加入莲子、麦片或与白米以3：1的比例一起混煮，就可以避免出现肠胃问题。

× 脾胃虚弱的小儿或老年人不宜食用。

【相宜搭配】

紫米		+ 大米		开胃益中、明目
紫米		+ 红豆		气血双补
紫米		+ 牛奶		益气、养血、生津
紫米		+ 绿豆		健脾胃、祛暑热

【相忌搭配】

紫米		+ 柿子		破坏营养
紫米		+ 咖啡		不利于营养吸收

紫米核桃红枣粥

材料

水发紫米·········250克

水发红豆·········150克

核桃仁···············8克

红枣·················3枚

调料

红糖·················15克

做法

1 砂锅注水烧开，倒入红豆、紫米、红枣、核桃仁，拌匀；大火煮开后转小火煮1小时至食材熟软。

2 倒入红糖，搅拌煮至溶化，盛出即可。

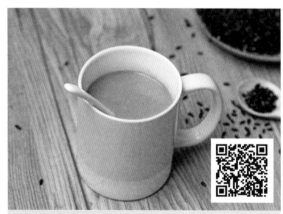

【功效】本品具有益气补血、增强免疫力、促进血液循环等功效。

紫米豆浆

材料

水发紫米·········50克

水发黄豆·········80克

调料

白糖·················10克

做法

1 将水发紫米、水发黄豆、白糖倒入豆浆机中，注入适量清水。

2 盖上豆浆机机头，约15分钟即打成豆浆。

3 断电后，取下机头，把豆浆盛入碗中即可。

【功效】本品具有增强免疫力、清除自由基、补铁补虚等功效。

粳米

|| 温中和胃 ||
|| 益气止泄 ||

【营养成分】含有全面的人体必需氨基酸，还含有脂肪、钙、磷、铁及B族维生素等多种营养成分。

【性味归经】性平，味甘；归脾、胃经。

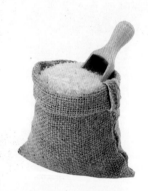

【功效解读】

粳米具有养阴生津、除烦止渴、健脾胃、补中气、固肠止泻的功效，而且用粳米煮米粥时，浮在锅面上的浓稠液体俗称米汤、粥油，具有补虚的功效，对于病后、产后体弱的人有良好的食疗效果。

【选购保存】

以颗粒整齐、富有光泽、比较干燥、无米虫、无沙粒、米灰极少、碎米极少、闻之有股清香味、无霉变味的为佳。

置于阴凉、通风、干燥处保存。

【食用宜忌】

√ 适宜一切体虚之人、高热之人、久病初愈、妇女产后、老年人、婴幼儿消化能力减弱者。

× 糖尿病、干燥综合征、更年期综合征属阴虚火旺和痈肿疔疮热毒炽盛者忌食。

【相宜搭配】

粳米	+ 菟丝子	补虚损、益脾胃
粳米	+ 松子仁	健脾养胃
粳米	+ 牛奶	补虚损、润五脏
粳米	+ 油菜	清热消炎

【相忌搭配】

粳米	+ 蜂蜜	不利于健康
粳米	+ 食用碱	降低营养价值

牛奶粳米粥

材料

粳米…………100克
牛奶…………200毫升
枸杞……………适量

调料

冰糖……………20克

做法

1 砂锅注水烧开，放入洗净的粳米，用小火煮40分钟至食材软熟。

2 倒入牛奶、枸杞，拌匀，续煮10分钟；放入冰糖，拌匀调味；盛出即可。

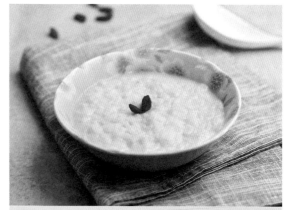

【功效】本品具有养阴生津、除烦止渴等多种功效。

绿豆粳米粥

材料

水发粳米………120克
水发绿豆…………50克

调料

冰糖……………15克

做法

1 锅中注水烧开，倒入洗净的绿豆，烧开后转小火煮约40分钟，至食材变软。

2 倒入洗净的粳米，拌匀，用小火续煮约30分钟，至食材熟透。

3 倒入冰糖，拌匀，煮至溶化；盛出即可。

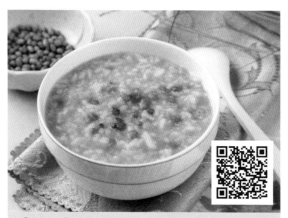

【功效】本品具有补脾胃、养五脏、壮筋骨、通血脉、益精强志等功效。

猪肝

|| 补肝 ||
|| 明目养血 ||

【营养成分】含蛋白质、脂肪、碳水化合物、钙、磷、铁、锌、硫胺素、核黄素等。

【性味归经】性温，味甘、苦；归肝经。

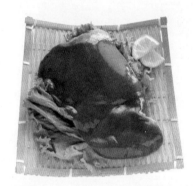

猪肝中铁质丰富，是补血食品中经常用的食材，食用猪肝可调节和改善贫血。猪肝中还含有丰富的维生素A，具有维持正常生长和生殖机能的功能。

【选购保存】

新鲜的猪肝呈褐色或紫色，用手按压坚实有弹性，有光泽，无腥臭异味。

切好的肝一时吃不完，可用豆油将其涂抹搅拌，然后放入冰箱冷藏，能延长保鲜期。

【食用宜忌】

√ 猪肝的烹调时间不能太短，至少应该在急火中炒5分钟以上，使肝完全变成灰褐色，看不到血丝才能食用。

× 患有高血压、冠心病、肥胖症及血脂高的人忌食猪肝。

【相宜搭配】		
猪肝 + 洋葱	补虚损
猪肝 + 韭菜	促进营养吸收
猪肝 + 菠菜	改善贫血
猪肝 + 白菜	补血养颜

【相忌搭配】		
猪肝 + 鲫鱼	容易生痈疮
猪肝 + 豆腐	会诱发痼疾
猪肝 + 荞麦	影响消化
猪肝 + 雀肉	引起消化不良

洋葱炒猪肝

材料

猪肝…………150克
洋葱…………200克
姜片…………少许

调料

蚝油、料酒… 各适量
盐、水淀粉… 各适量
食用油…………适量

做法

1 将洋葱去皮洗净，切块；猪肝洗净切片，盛入碗中，加少许盐、料酒，拌匀，腌渍10分钟后焯水，备用。

2 起油锅，倒入姜片、洋葱、猪肝炒匀；淋入料酒，加盐、蚝油、水淀粉，炒匀即可。

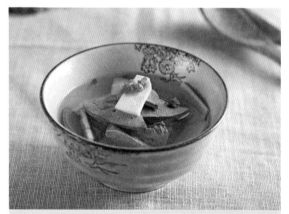

【功效】本品具有补肝明目的作用，同时能有效改善气血虚弱。

玉兰片猪肝汤

材料

玉兰片…………20克
猪肝…………120克
葱花…………少许

调料

鸡粉、料酒… 各适量
盐、水淀粉… 各适量
食用油…………适量

做法

1 将玉兰片洗净切块；处理好的猪肝切片，装入碗中，放入少许盐、鸡粉、料酒、食用油、水淀粉，拌匀，腌渍10分钟后焯水，备用。

2 锅中注水烧开，倒入玉兰片、猪肝，用小火煮15分钟；加盐拌匀，盛出后撒上葱花即可。

【功效】本品可调节和改善造血系统的生理功能，常食可有效改善术后贫血。

鳝鱼

‖ 补中益气 ‖
‖ 养血固脱 ‖

【营养成分】含蛋白质、脂肪、鳝鱼素、钙、铁、维生素B_1、维生素B_2等。

【性味归经】性温，味甘；归肝、脾、肾经。

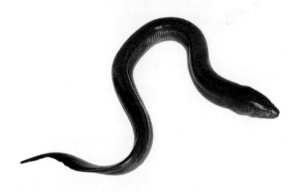

【功效解读】

鳝鱼具有补气养血、祛风湿、强筋骨、壮阳等功效，对降低血液中胆固醇的浓度、预防因动脉硬化而引起的心血管疾病有显著的食疗作用，还可用于辅助治疗面部神经麻痹、乳房肿痛等病症。

【选购保存】

要挑选大而肥的、体色为灰黄色的活鳝。鳝鱼最好现杀现烹，不要吃死鳝鱼。

鳝鱼宰杀洗净，加入少许姜、盐拌匀，装入保鲜袋后，入冰箱冷藏。

【食用宜忌】

√ 将黄鳝背朝下铺在砧板上，用刀背从头至尾拍打一遍，这样可使烹调时受热均匀，更易入味。

× 瘙痒性皮肤病、痼疾宿病、支气管哮喘、红斑性狼疮等患者不宜食用。

【相宜搭配】		
鳝鱼 + 青椒	降低血糖
鳝鱼 + 苹果	治疗腹泻
鳝鱼 + 松子	美容养颜
鳝鱼 + 韭菜	增强免疫力

【相忌搭配】		
鳝鱼 + 银杏	易中毒
鳝鱼 + 狗血	助热动火
鳝鱼 + 南瓜	影响营养的吸收
鳝鱼 + 葡萄	影响钙的吸收

淮山鳝鱼汤

材料

鳝鱼⋯⋯⋯⋯120克
巴戟天、黄芪各10克
淮山⋯⋯⋯⋯35克
枸杞、姜片⋯各少许

调料

盐⋯⋯⋯⋯⋯2克
鸡粉⋯⋯⋯⋯2克
料酒⋯⋯⋯10毫升

做法

1 处理干净的鳝鱼切段，焯水，备用。
2 砂锅中注水烧开，放入姜片、枸杞、药材、鳝鱼段，淋入料酒，煮至食材熟透。
3 放入盐、鸡粉，拌匀调味即可。

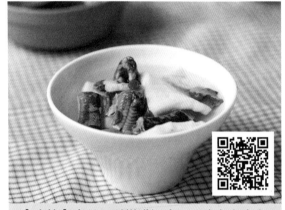

【功效】本品可以增进视力，预防夜盲症和视力减退。

洋葱炒鳝鱼

材料

鳝鱼块⋯⋯⋯200克
洋葱、圆椒⋯各适量
姜片、蒜末⋯各少许

调料

盐、鸡粉、生抽、水淀粉、芝麻油、料酒、食用油⋯各适量

做法

1 将洋葱去皮洗净，切块；圆椒洗净去籽，切块；鳝鱼块加盐、料酒、水淀粉，拌匀腌渍。
2 起油锅，放入姜片、蒜末，爆香；倒入圆椒、洋葱、鳝鱼炒匀；加入料酒、生抽、盐、鸡粉、水淀粉、芝麻油，炒匀调味即可。

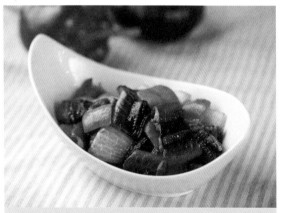

【功效】本品具有降血压、增加冠状动脉的血流量、预防血栓形成的作用。

鲢鱼

‖ 健脾补气 ‖
‖ 温中暖胃 ‖

【营养成分】含蛋白质、脂肪、糖类、维生素A、维生素D、B族维生素、钙、磷、铁等。

【性味归经】性温，味甘；归脾、胃经。

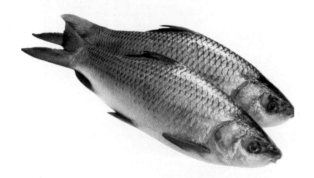

【功效解读】

鲢鱼具有健脾利水、温中益气、通乳化湿之功效。另外，鲢鱼的鱼肉中含蛋白质、脂肪酸很丰富，能促进智力发展，对于降低胆固醇对血液粘稠度和预防心脑血管疾病、癌症等具有明显的食疗作用。

【选购保存】

鲢鱼头以头型浑圆者为佳，宜选黑鲢鱼头。
将鲢鱼宰杀后洗净，切成块分装在塑料袋里放入冰箱冷冻室，烹调时拿出解冻。

【食用宜忌】

√ 鲢鱼适合于烧、炖、清蒸、油浸等烹调方法，尤以清蒸、油浸最能体现出鲢鱼清淡、鲜香的特点。
× 有甲亢、感冒、发烧、瘙痒性皮肤病、目赤肿痛、口腔溃疡、大便秘结、红斑狼疮等病症者不宜食用。

【相宜搭配】

鲢鱼	+ 豆腐	解毒美容
鲢鱼	+ 白萝卜	利水消肿
鲢鱼	+ 苹果	辅助治疗腹泻
鲢鱼	+ 猪肉	润泽皮肤

【相忌搭配】

鲢鱼	+ 西红柿	不利营养的吸收
鲢鱼	+ 甘草	对身体不利

清炖鲢鱼

材料

鲢鱼肉…………320克
姜丝、葱段……各适量
红椒丝 …………少许

调料

盐…………………2克
料酒………………4毫升
食用油……………适量

做法

1 处理干净的鲢鱼肉切块，加盐、料酒，腌渍约10分钟至其入味。

2 起油锅，放入鱼块，煎至两面断生；放入姜丝、葱段、红椒丝，注水烧开后转小火炖约10分钟；加盐，搅匀调味，盛出即可。

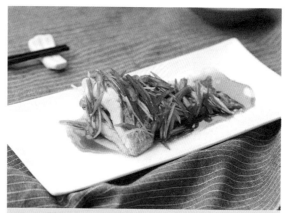

【功效】本品具有改善食欲、美容护肤、健脾补气、温中暖胃等功效。

花鲢鱼丸

材料

花鲢鱼肉段……500克
鸡蛋清…………30毫升
生姜………………适量

调料

盐、味精………各适量
白胡椒粉…………适量
淀粉………………适量

做法

1 将花鲢鱼肉段洗净、剔掉大骨头，用刀背剁成鱼蓉；将生姜挤出汁水，洒在鱼蓉上，加入鸡蛋清、盐、味精和胡椒粉，搅拌摔打；再加入淀粉搅拌；盖上保鲜膜放冰箱冷藏15分钟。

2 锅中注水烧开，用勺子挖出鱼丸放锅中煮熟。

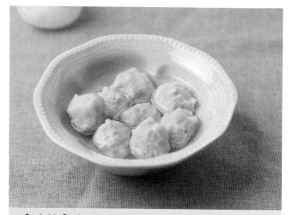

【功效】本品具有改善食欲、美容护肤、健脾补气、温中暖胃等功效。

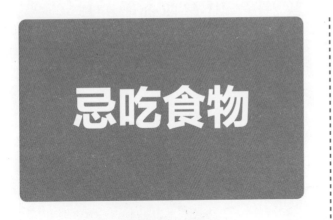

忌吃食物

乌梅

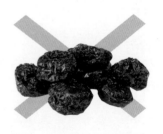

乌梅味酸、微涩，质润敛涩，上能敛肺气，下能涩大肠，入胃又能生津。常用作口渴多饮的消渴以及热病口渴、咽干等症。所以，类似乌梅一类的小零食是很多产妇的最爱。但是这种酸涩食品会阻滞血液的正常流动，不利于恶露的顺利排出。因此，产妇不宜大量食用乌梅。

辣椒

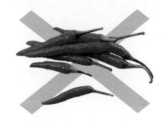

月子期妈妈胃口不好时，会想吃一些辛辣的食物来开胃。但是刚分娩后大量失血、出汗，加之组织间液也较多地进入血循环，故机体津液明显不足。而辣椒燥热会伤津耗液，会加重妈妈的内热，容易出现口舌生疮、大便秘结等不适症状。因此，产后一个月内不宜吃辣椒。

而且在整个哺乳期，妈妈也应该减少辣椒的摄入，因为它会通过乳汁影响婴儿，容易使婴儿上火或加重内热。

田螺

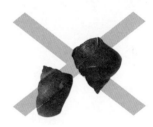

田螺性寒，能清热，但产后不宜吃，特别是素有脾胃虚寒的产妇更应忌食。根据产后饮食宜忌原则，产妇不能多吃寒性食品，而田螺性属大寒，所以应当忌食。

此外，田螺一般生长在水塘里，如果水质不好的话，容易受污染，若螺内的大便没排干净，会有很多寄生虫，比如钉螺就是血吸虫的寄主，食后容易导致腹痛、腹泻，不利于产后恢复。

韭菜

韭菜颜色碧绿，味道辛香浓郁，无论用于制作荤菜还是素菜，都十分提味，许多产妇都喜欢吃。不过韭菜性温，味甘、辛，产妇多食容易上火，会引起口舌生疮、大便秘结或痔疮发作。而母体的内热可以通过乳汁使婴儿内热加重，不利于婴儿的健康。最重要的是韭菜有回奶的功效，产妇常食用韭菜易导致奶水不足，不利于哺乳婴儿。因此，产妇的口味一定要淡一些，不宜吃韭菜，这样奶水的质量会好一些，奶水的产量也会多一些。

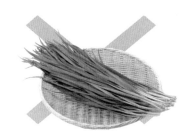

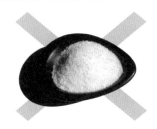

味精

味精的主要成分是谷氨酸钠，在肝脏中的谷氨酸丙酮酸转氨酶的代谢作用下，能转化生成人体特别需要的氨基酸。但过量的谷氨酸钠对 12 周内的婴儿发育有着严重的影响。如果乳母在摄入高蛋白饮食的同时，又食用过量的味精，这样大量的谷氨酸钠就会通过乳汁进入婴儿体内。它能与婴儿血液中的锌发生特异性结合，生成不能被机体吸收和利用的谷氨酸锌而随尿排出，从而导致婴儿缺锌，造成智力减退、生长发育迟缓等现象。

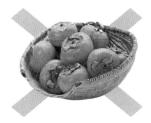

柿子

柿子性大凉，产妇体质较弱，切忌食用寒凉食物，所以应当忌吃柿子。正如清代食医王孟英在《随息居饮食谱》中所告诫："凡产后病后，皆忌之。"而且柿子含单宁，易与铁质结合，从而妨碍人体对食物中铁质的吸收。产妇刚生产完，补血很重要，所以柿子还是不吃为好。此外，柿子中含有的糖类，大多是简单的双糖和单糖（蔗糖、果糖、葡萄糖即属此类），吃后很容易被吸收，不利于产妇产后瘦身。

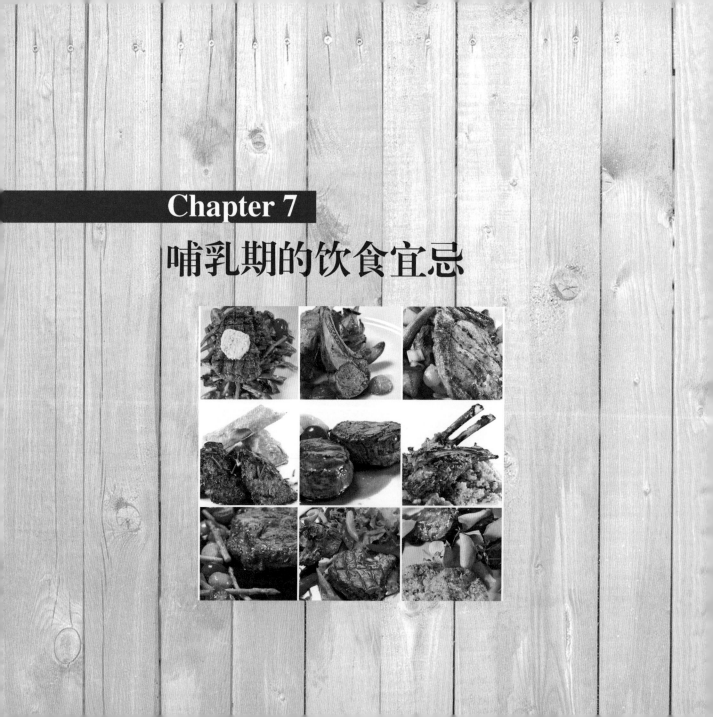

Chapter 7
哺乳期的饮食宜忌

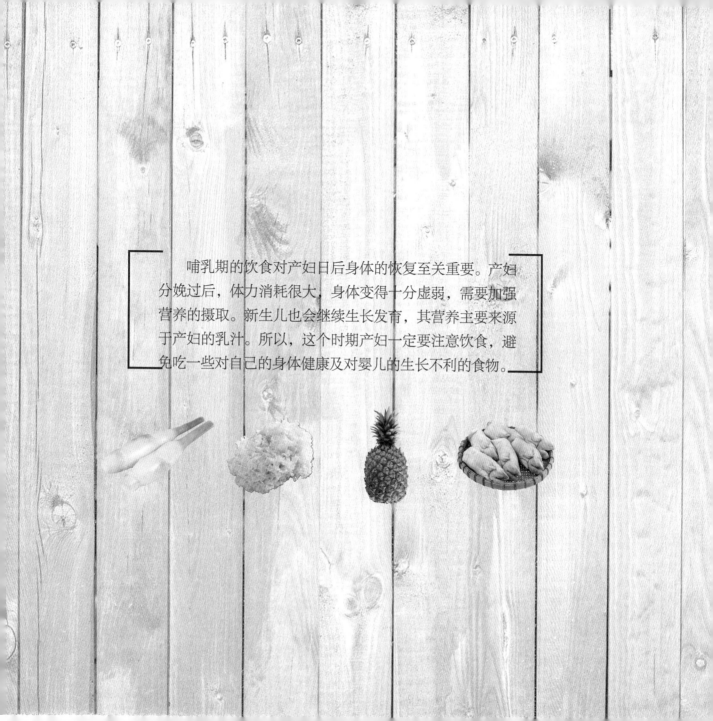

哺乳期的饮食对产妇日后身体的恢复至关重要。产妇分娩过后，体力消耗很大，身体变得十分虚弱，需要加强营养的摄取。新生儿也会继续生长发育，其营养主要来源于产妇的乳汁。所以，这个时期产妇一定要注意饮食，避免吃一些对自己的身体健康及对婴儿的生长不利的食物。

莴笋

‖ **增进食欲** ‖
‖ **促进排尿** ‖

【营养成分】含核黄素、镁、脂肪、碳水化合物、维生素E、锌、维生素A、磷、视黄醇等营养成分。

【性味归经】性凉，味甘、苦；归胃、膀胱经。

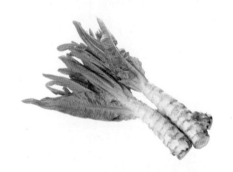

【功效解读】

莴笋有增进食欲、刺激消化液分泌、促进胃肠蠕动等功能，具有利尿、降低血压、预防心律紊乱的作用。

【选购保存】

选购莴笋的时候应选择茎粗大、肉质细嫩、多汁新鲜、无枯叶、无空心的。

将买来的莴笋放入盛有凉水的器皿内，水淹至莴笋主干1/3处，放置室内3~5天，叶子仍呈绿色，莴笋主干仍很新鲜，削皮后炒吃仍鲜嫩可口。

【食用宜忌】

√ 日常烹煮多选用莴笋的嫩茎，可生吃、凉拌、炒食、干制或腌渍，嫩叶也可食用。

× 患眼病、痛风者及脾胃虚寒、腥泻便溏之人不宜食用。

【相宜搭配】		
莴笋 +蒜苗 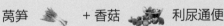	预防高血压
莴笋 +香菇	利尿通便
莴笋 +猪肉	补脾益气
莴笋 +香干	强壮筋骨

【相忌搭配】		
莴笋 +蜂蜜	引起腹泻
莴笋 +乳酪 	引起消化不良
莴笋 +莲藕	破坏营养素
莴笋 +细辛	影响药效

莴笋炒平菇

材料
莴笋、平菇⋯ 各适量
红椒、姜片、蒜末、
葱段 ⋯⋯⋯⋯ 各适量

调料
蚝油、生抽⋯ 各适量
盐、鸡粉、水淀粉、
食用油⋯⋯⋯ 各适量

做法

1 平菇洗净切块；莴笋、红椒分别洗净切成片。

2 将莴笋、红椒、平菇，焯至断生。

3 炒锅注食用油，放葱、姜、蒜爆香，倒入焯过水的食材，炒匀；放蚝油、盐、鸡粉、生抽，炒匀；加入水淀粉勾芡，盛盘即可。

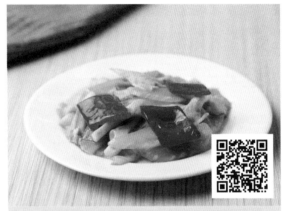

【功效】本品能补充钙质、促进血液循环、缓解疲劳。

麻酱莴笋

材料
莴笋⋯⋯⋯⋯⋯⋯300克

调料
芝麻酱⋯⋯⋯⋯⋯50克
白糖、盐⋯⋯⋯ 各适量
食用油⋯⋯⋯⋯⋯ 适量

做法

1 将莴笋去皮洗净，切成0.5厘米粗的条；炒锅注水，放油烧沸，放莴笋汆烫一下，捞出沥干。

2 将芝麻酱放入碗中，加适量温水，再加入盐和白糖，调匀。

3 将调好的芝麻酱淋在莴笋上，拌匀即可。

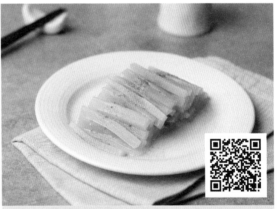

【功效】本品能催眠、保护心血管、减肥瘦身。

茭白

‖ 美容养颜 ‖
‖ 除烦解酒 ‖

【营养成分】含有糖类、有机氮、水分、脂肪、蛋白质、纤维、灰粉，还含有赖氨酸等17种氨基酸。
【性味归经】性微寒，味甘；归肝、脾、肺经。

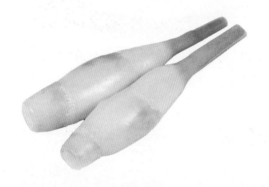

【功效解读】

茭白能清除体内的活性氧，抑制酪氨酸酶活性，从而阻止黑色素生成；它还能软化皮肤表面的角质层，使皮肤润滑细腻。

【选购保存】

选购茭白时，可以依据外形、颜色来判断其品质的优劣。

茭白如果存放在常温状态下，不能储存很久，为了更好地保存，可采用冰箱冷藏法、容器储存法、清水浸贮法等方法。

【食用宜忌】

√ 茭白适用于炒、烧等烹调方法，或者做配料以及馅心。
× 茭白不可生食，易引起姜片虫病。

【相宜搭配】

茭白 ＋鸡蛋 美容养颜

茭白 ＋猪肝 保肝护肾

茭白 ＋猪蹄 催乳

茭白 ＋香菇 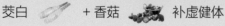 补虚健体

【相忌搭配】

茭白 ＋豆腐 导致结石

茭白 ＋蜂蜜 引发痼疾

金针菇茭白沙拉

材料

金针菇、黄甜椒、水
发黑木耳······ 各适量
茭白、芝麻··· 各适量

调料

老抽················· 适量
芝麻油·········· 适量

做法

1 洗净的金针菇去蒂，撕开；洗净的黄甜椒、黑
   木耳、茭白均切成丝。

2 把切好的食材装入碗中。

3 把老抽、芝麻油倒入碗中，撒上芝麻，拌匀调
   味即可。

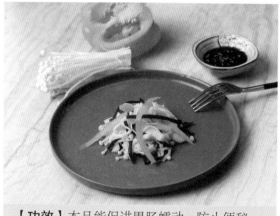

【功效】本品能促进胃肠蠕动、防止便秘、
增强机体免疫力。

手捏菜炒茭白

材料

小白菜············120克
茭白··············85克
彩椒··············少许

调料

盐、水淀粉··· 各适量
料酒、鸡粉··· 各适量
食用油·············适量

做法

1 洗净的小白菜放入盘中，撒上盐，拌至盐分溶
   化，腌渍至其变软。

2 小白菜切长段；茭白切粗丝；彩椒切粗丝。

3 油起锅，倒入茭白，炒匀；放彩椒、盐、料酒、
   小白菜、鸡粉，炒软；用水淀粉勾芡即可。

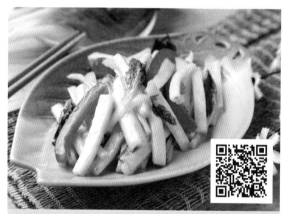

【功效】本品能增强抵抗力、预防感冒、消
除疲劳。

银耳

‖ 美白肌肤 ‖
‖ 瘦身减肥 ‖

【营养成分】含蛋白质、脂肪、碳水化合物、粗纤维、钙、磷、铁、维生素B$_1$、维生素B$_2$、烟酸以及16种氨基酸等成分。

【性味归经】性平，味甘；归肺、胃、肾经。

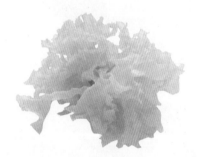

【功效解读】

银耳含有丰富的胶质、多种维生素、无机盐、氨基酸，具有强精补肾、滋肠益胃、补气和血、强心壮志、补脑提神、美容嫩肤、延年益寿的功效。

【选购保存】

宜选择色泽黄白、鲜洁发亮、瓣大形似梅花、气味清香、带韧性、胀性好的银耳。

银耳易受潮变质，可先装入瓶中密封，再放于阴凉干燥处保存。

【食用宜忌】

√ 银耳宜用凉开水泡发，泡发后应去掉未泡开的部分，特别是呈淡黄色的部分。

× 用热开水泡发容易损失大量的营养成分；熟银耳忌久放。

【相宜搭配】

银耳	+ 莲子	滋阴润肺
银耳	+ 冰糖	滋补
银耳	+ 木瓜	美容美体
银耳	+ 菊花	益气强身

【相忌搭配】

银耳	+ 菠菜	破坏维生素C
银耳	+ 蛋黄	不利消化

柠檬银耳浸凉瓜

材料

凉瓜、柠檬···· 各适量
水发银耳········· 适量
红椒圈············· 少许

调料

盐····················· 2克
白糖················· 4克
白醋··············· 10毫升

做法

1 洗净的凉瓜去瓤，再切成片；洗好的柠檬切成薄片；泡发的银耳切去根部，撕成小块。

2 取碗，放白醋、白糖、盐，拌匀，制成味汁。

3 另取碗，加凉瓜、银耳、柠檬片、红椒圈，倒入味汁，拌匀，将拌好的食材装入盘中即可。

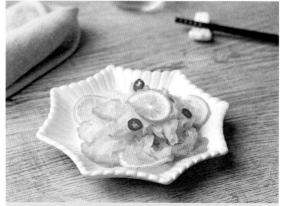

【功效】本品能清热化痰、抗菌消炎、生津解暑。

红薯银耳羹

材料

水发银耳········100克
红薯·················80克
枸杞·················适量

调料

蜂蜜··············30毫升

做法

1 去皮洗净的红薯切成小块；洗好的银耳切去根部，切成小朵；将切好的食材浸在清水中。

2 锅中倒入清水烧热，加入银耳、红薯块、枸杞，煮至材料熟透；淋入蜂蜜，拌匀使其溶入汤汁中，盛出煮好的甜羹即可。

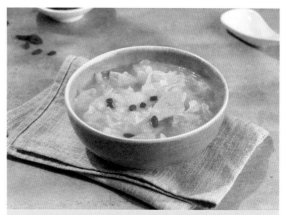

【功效】本品能通便减肥、提高免疫力、延缓衰老。

金针菇

‖ 防癌抗癌 ‖
‖ 提高智力 ‖

【营养成分】含有蛋白质、维生素B₂、钾、锌、镁、膳食纤维、赖氨酸、精胺酸、多糖等成分。

【性味归经】性凉，味甘滑；归脾、大肠经。

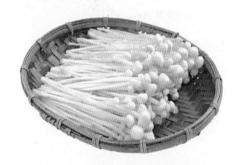

【功效解读】

金针菇具有补肝、益肠胃、抗癌之功效，对肝病、胃肠道炎症、溃疡、肿瘤等病症有食疗作用。金针菇中锌含量较高，对预防男性前列腺疾病较有助益，还可防治高血压，对老年人也有益。

【选购保存】

要选择菇头大小均匀，颜色白、未开伞，根部少黏连的为好。

将金针菇的根部去掉，放入淡盐水中浸泡10分钟，沥干后再放入冰箱冷藏，可保存1周左右。

【食用宜忌】

√ 应该避免过度烹煮，凉拌或涮火锅是较好的吃法；烹饪时要煮软熟。

× 金针菇不宜生食，若用于凉拌，必须先用滚水汆烫透再放凉。

【相宜搭配】

金针菇	+ 豆腐		降脂降压
金针菇	+ 豆芽		清热解毒
金针菇	+ 鸡肉		健脑益智
金针菇	+ 芹菜		抗秋燥

【相忌搭配】

金针菇	+ 驴肉		引起心痛
金针菇	+ 牛奶		引起消化不良

金针菇蔬菜汤

材料

金针菇…………适量
香菇、上海青、胡萝
卜、清鸡汤…各适量

调料

盐………………2克
鸡粉………………3克
胡椒粉…………适量

做法

1 上海青切瓣；胡萝卜切片；金针菇去根部。

2 砂锅注水，倒入鸡汤，煮沸；倒入金针菇、香菇、胡萝卜，拌匀，续煮10分钟至熟。

3 倒入上海青，加入盐、鸡粉、胡椒粉，拌匀，盛出煮好的汤料，装碗即可。

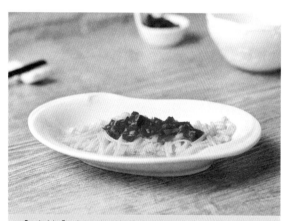

【功效】本品能提高机体免疫力、宽肠通便、强身健体。

湘味金针菇

材料

金针菇…………200克
剁椒………………10克

调料

盐………………2克
水淀粉…………10毫升
食用油…………适量

做法

1 取蒸盘，放入洗好的金针菇，铺开。

2 备好电蒸锅，放入蒸盘，盖上盖，蒸约10分钟，至食材熟透，取出蒸盘。

3 油起锅，放入剁椒、盐，倒入水淀粉，拌匀，调成味汁，盛出，浇在蒸熟的金针菇上即成。

【功效】本品能增进食欲，散寒驱湿，促进新陈代谢。

平菇

‖ 舒筋活血 ‖
‖ 延年益寿 ‖

【营养成分】 含有18种氨基酸、丰富的维生素及钙、磷、铁等矿物质。

【性味归经】 性微温，味甘；归脾、胃经。

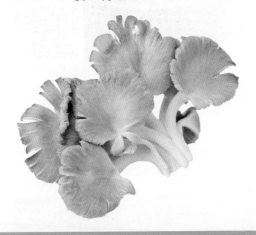

【功效解读】

平菇具有补虚、抗癌之功效，能改善人体新陈代谢、增强体质、调节植物神经。对降低血液中的胆固醇含量、预防尿道结石也有一定效果。对女性更年期综合征可起调理作用。

【选购保存】

应选择菇行整齐不坏、颜色正常、质地脆嫩而肥厚、气味纯正清香、无杂味、无病虫害、八成熟的鲜平菇。

可将平菇装入塑料袋中，存放于干燥处。

【食用宜忌】

√ 平菇适宜炖汤食用，营养流失较少。

× 平菇鲜品出水较多，易被炒老，须掌握好火候。

【相宜搭配】

平菇 ＋豆腐	利于营养吸收
平菇 ＋韭菜	提高免疫力
平菇 ＋鸡蛋	滋补强生

【相忌搭配】

平菇 ＋鹌鹑	引发痔疮
平菇  ＋驴肉	易引发心绞痛

梅汁平菇双色花菜

材料

西兰花、花菜 各适量
胡萝卜、平菇 各适量
紫甘蓝…………… 适量

调料

盐、食用油…… 各适量
酸梅汁………… 适量
味噌酱………… 少许

做法

1 西兰花、花菜切朵；胡萝卜去皮，切片；平菇去根部，再撕成小朵；紫甘蓝切成丝。

2 热锅注水烧开放入盐、食用油，放入西兰花、花菜、平菇、胡萝卜，焯熟，捞出。

3 取碗，放入所有焯烫好的食材、紫甘蓝、味噌酱、酸梅汁，将拌好的食材装入盘中即可。

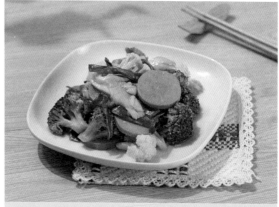

【功效】本品能清化血管，增加抗病能力，提高机体免疫力。

豆芽平菇汤

材料

黄豆芽…………200克
平菇……………100克

调料

生抽…………5毫升
盐……………… 3克
白胡椒粉……… 适量

做法

1 洗净的平菇切成条；洗净的黄豆芽去蒂。

2 热锅注水烧热，放入黄豆芽，煮2分钟，放入盐、白胡椒粉，拌匀。

3 放入平菇，拌匀，煮至熟软，将煮好的汤盛至备好的碗中即可。

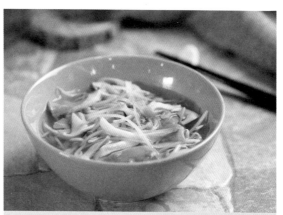

【功效】本品能清热利湿、清热明目、补气养血。

菠萝

‖ 利尿排毒 ‖
‖ 促进消化 ‖

【营养成分】含有脂肪、蛋白质、碳水化合物、粗纤维、钙、铁、胡萝卜素、维生素B_1、维生素B_2、维生素C、烟酸、有机酸。

【性味归经】性平，味甘；归脾、胃经。

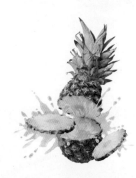

【功效解读】

菠萝具有清暑解渴、消食止泻、补脾胃、固元气、益气血、消食、祛湿等功效。含有丰富的菠萝酶，能分解蛋白质，帮助消化，尤其是过食肉类及油腻食物之后，吃些菠萝更为适宜。

【选购保存】

要选择饱满、着色均匀、闻起来有清香的果实。可用手指弹击果实，回声重的品质较佳。

放入冰箱中可保存1周，放阴凉通风处可保存3~5天。

【食用宜忌】

√ 表皮呈淡黄色或亮黄色、果香味浓重的菠萝口感更甜。

× 湿疹、溃疡病患者及发烧、凝血功能障碍者不宜多吃。

【相宜搭配】

菠萝 + 茅根	治疗肾炎
菠萝 + 鸡肉	补虚填精
菠萝 + 猪肉	促进蛋白质吸收
菠萝 + 冰糖	生津止渴

【相忌搭配】

菠萝 + 牛奶	影响消化
菠萝 + 白萝卜	引起身体不适

菠萝猕猴桃虾仁沙拉

材料

猕猴桃、菠萝、虾仁、熟鸡蛋黄、酸奶、黑芝麻、柠檬…………各适量

调料

盐…………………3克
沙拉酱……………适量

做法

1 猕猴桃去皮，切块；菠萝切块；虾仁去虾线，放入沸水中焯煮至熟，捞出，过一遍凉水。

2 取碗，挤入柠檬汁，加入盐、沙拉酱，调成酱汁。

3 猕猴桃、菠萝、虾仁、酸奶放入碗中，倒入酱汁，将拌好的沙拉装盘，撒上黑芝麻即可。

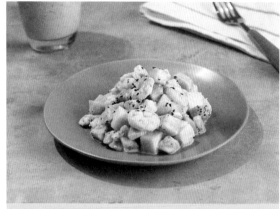

【功效】本品能增强人体免疫力，可以帮助消化，防止便秘。

清蒸菠萝鲳鱼

材料

鲳鱼、菠萝…各适量
红枣、豆豉…各适量
葱、生姜……各适量

调料

蒸鱼豉油………7毫升
醋…………………5毫升
白糖………………2克

做法

1 鲳鱼处理干净内脏，洗净，放置在蒸盘中；菠萝切成厚片；生姜、葱切丝；在鲳鱼身上依次铺上菠萝、葱姜丝，再撒上豆豉，放上红枣。

2 蒸锅注水烧开，放蒸盘，蒸10分钟取出。

3 取碗，倒入蒸鱼豉油、醋、白糖，拌至白糖溶化，淋在蒸好的鱼上即可。

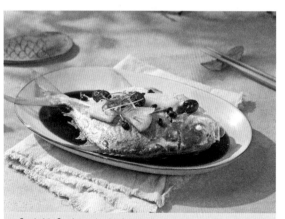

【功效】本品能益气养血、延缓机体衰老、健胃消食。

无花果

‖ 润肠通便 ‖
‖ 抗炎消肿 ‖

【营养成分】富含糖类、蛋白质、氨基酸、维生素、矿物质及淀粉糖化酶、酯酶、蛋白酶和脂肪酶等有益于人体的活性成分。

【性味归经】性平，味甘；归胃、大肠经。

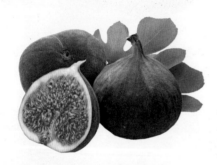

【功效解读】

无花果有健胃、润肠、防癌、滋阴的功效。口服无花果液，能提高细胞的活力，提高人体免疫功能，具有抗衰防老、减轻肿瘤患者化疗毒副作用的功效。还可以杀死癌细胞，预防多种癌症的发生。

【选购保存】

鲜品以紫红色、触感稍软且无损伤的为佳。而干品以咖啡色、皮厚着为好。

新鲜的无花果适宜即食，干品应隔绝空气密封干燥保存。

【食用宜忌】

√ 无花果同番木瓜一样，不仅可以当水果鲜食，也可用于烹饪菜肴。

× 无花果未成熟时，不宜过量食用，否则会伤害到肠胃。

【相宜搭配】

无花果 + 栗子	消除疲劳
无花果 + 梨 	润肺止咳
无花果 + 糙米	改善肠胃
无花果 + 杏仁	清热解毒

【相忌搭配】

无花果 + 螃蟹	损伤肠胃
无花果 + 蛤蜊	引起腹泻

无花果瘦肉汤

材料

猪瘦肉…………100克
无花果…………适量
蜜枣……………适量

调料

盐………………适量

做法

1 瘦肉切块焯水，捞出，装碗备用。

2 炖盅内加水烧开，放入瘦肉、无花果、蜜枣，炖2小时。

3 加盐搅匀后装碗即可。

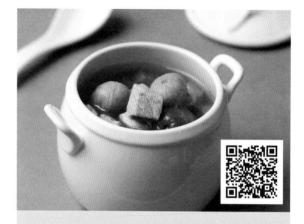

【功效】本品能健脑益智、补养心脾。

无花果牛肉汤

材料

无花果…………适量
牛肉、枸杞…各少许
姜片、葱花…各少许

调料

盐………………2克
鸡粉……………2克

做法

1 洗净的牛肉切成丁，装碟。

2 汤锅注水烧开，倒入牛肉，搅匀，煮沸，用勺捞去锅中的浮沫；再倒入无花果，放入姜片、枸杞，拌匀，煮40分钟至食材熟透。

3 放入适量盐、鸡粉，用勺搅匀调味，把煮好的汤料盛出，装碗，撒上葱花即可。

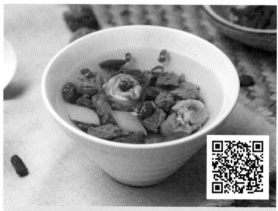

【功效】本品能增强免疫力，促进蛋白质的新陈代谢和合成。

红枣

‖ 养血安神 ‖
‖ 降低血压 ‖

【营养成分】含有多种氨基酸、糖类、有机酸、黏液质、维生素A、维生素C、维生素B$_2$及钙、磷、铁等矿物质。

【性味归经】性温，味甘；归心、脾、肝经。

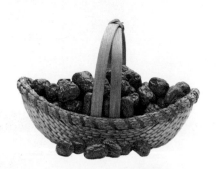

【功效解读】

红枣具有益气补血、健脾和胃、祛风之功效，对于治疗过敏性紫癜、贫血、高血压和肝硬化患者的血清转氨酶增高以及预防输血反应等有辅助作用。

【选购保存】

选购红枣时，应以外表呈紫红色的为佳。放置在阴凉通风处可长期保存。

【食用宜忌】

√ 枣皮中含有丰富的营养素，在炖汤时应该连皮一起炖。
× 过多食用红枣会引起腹胀，引发便秘，一次最好别超过20颗。

【相宜搭配】

红枣	＋花生	增强补血
红枣	＋鸡蛋	益气养血
红枣	＋桂圆	补虚健体
红枣	＋人参	气血双修

【相忌搭配】

红枣	＋黄瓜	破坏维生素 C
红枣	＋葱	引起消化不良
红枣	＋蟹	易导致寒热病
红枣	＋虾米	引起身体不适

红枣黑木耳汤

材料

水发黑木耳·······80克
红枣·············15克

调料

冰糖·············适量

做法

1 将洗净的黑木耳切成小块。

2 砂锅中注入适量的水烧开，放入黑木耳、红枣，煮至沸。

3 再加入冰糖，煮约30分钟至食材熟软，盛出煮好的汤料，装在汤碗中即成。

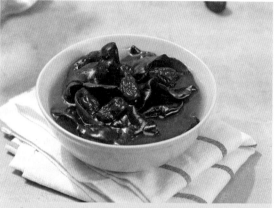

【功效】本品能保肝护肝，提高人体免疫力，增强体力。

红枣淮山粥

材料

大米·············80克
山药············100克
红枣·············15克

做法

1 去皮洗净的山药切成丁。

2 砂锅中注水烧开，倒入洗净的大米，拌匀，煮约65分钟，至大米变软。

3 再倒入山药丁、红枣，拌至食材散开，煮约30分钟，至材料熟透，盛出煮熟的山药粥即可。

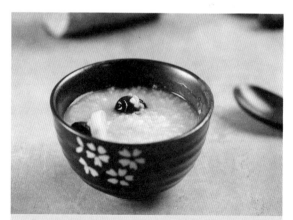

【功效】本品能刺激胃液的分泌，有助于消化。

莲子

‖ 滋养补虚 ‖
‖ 畅通气血 ‖

【营养成分】富含蛋白质、脂肪、淀粉等。

【性味归经】鲜品性平，干品性温，味甘、涩；归心、脾、肾经。

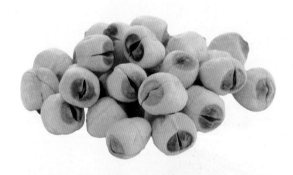

莲子有补脾止泻、益肾涩精、养心安神的功用；还能促进凝血，使某些酶活化，维持神经传导性，维持肌肉的伸缩性和心跳的节律等作用。

【选购保存】

挑选时以饱满圆润、粒大洁白、芳香味甜、无霉变虫蛀的为佳。
应保存在干爽处。若莲子受潮生虫，应立即晒干，热气散尽凉透后再收藏。

【食用宜忌】

√ 下锅前需要浸泡1~2小时；作为保健药膳食疗时，一般不要弃莲子心。
×莲子不可以生吃，也不宜过量食用。

【相宜搭配】

莲子 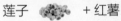 +红薯	通便、美容	
莲子 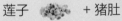 +猪肚	补气血	
莲子 +银耳	滋补健身	
莲子 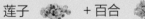 +百合	清心安神	

【相忌搭配】

莲子 +蟹	产生不良反应	
莲子 +龟	产生不良反应	

拔丝莲子

材料

鲜莲子…………100克
面粉……………30克
生粉………………适量

调料

白糖……………35克
食用油……………适量

做法

1 锅中注水烧热，放莲子，煮至断生后捞出，沥干；面粉装碗，注水，拌匀，倒入莲子，拌匀；取出，滚上生粉，制成生坯。

2 热锅注油，放莲子，炸至熟，捞出，沥干。

3 油起锅，放白糖，炒匀，熬至暗红色，放莲子，炒匀，盛出即成。

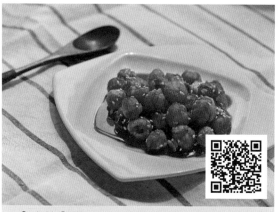

【功效】本品能养心益肾、健脾厚肠、除热止渴。

扁豆莲子薏米粥

材料

薏米、莲子……各适量
扁豆、红枣……各适量
人参须…………各适量

调料

冰糖………………15克

做法

1 将薏米、莲子、扁豆泡发待用。

2 砂锅注水烧开，倒入薏米、莲子、扁豆、去核的红枣、人参须，拌匀，煮至材料熟透。

3 加入冰糖拌匀，煮约1分钟至冰糖溶化即可。

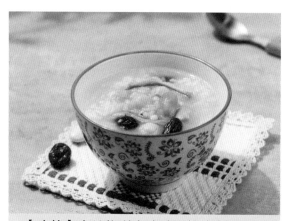

【功效】本品能利水消肿、健脾去湿、舒筋除痹。

猪蹄

‖ 促进生长 ‖
‖ 美容抗衰 ‖

【营养成分】含较多的脂肪和碳水化合物，并含有维生素A、维生素E及钙、磷、铁等。

【性味归经】性平，味甘、咸；归脾、肾、胃经。

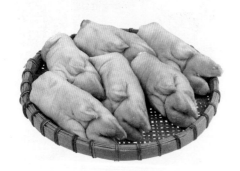

【功效解读】

猪蹄对于经常性的四肢疲乏、腿部抽筋及麻木、消化道出血、失血性休克、缺血性脑病患者有一定辅助疗效。传统医学认为，猪蹄有壮腰补膝和通乳之功，可用于肾虚所致的腰膝酸软和产妇产后缺少乳汁之症。而且多吃猪蹄对于女性具有丰胸作用。

【选购保存】

肉色红润均匀，脂肪洁白有光泽，肉质紧密，手摸有坚实感，外表及切面微微湿润，不黏手，无异味的为上好猪蹄。

猪蹄最好趁新鲜制作成菜肴，放冰箱内可保存几天不变质。

【食用宜忌】

√ 猪蹄若作为通乳食疗，应少放盐，不放味精。
× 晚餐吃得太晚时不宜吃猪蹄，以免增加血黏度。

【相宜搭配】

猪蹄	+ 木瓜	补中益气
猪蹄	+ 黑木耳	补血养颜
猪蹄	+ 花生	养血生津
猪蹄	+ 章鱼	补肾

【相忌搭配】

猪蹄	+ 鸽肉	易引起滞气
猪蹄	+ 黄豆	影响营养吸收
猪蹄	+ 甘草	引起身体不适

黄花木耳猪蹄汤

材料

黄花菜…………30克
木耳……………40克
猪蹄块…………120克
姜片……………适量

调料

盐、鸡粉………各2克
白酒……………10毫升

做法

1 锅中注水烧开，倒入猪蹄块、白酒，拌匀，略煮一会儿，去除腥味，捞出，沥干。

2 砂锅注水烧开，加姜片、猪蹄、木耳、黄花菜，拌匀，煮约60分钟，至食材熟透。

3 放入盐、鸡粉，拌匀，煮至入味即成。

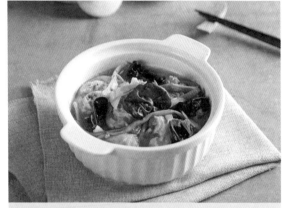

【功效】本品能清胃涤肠、清热利尿、解毒消肿。

黑豆炖猪蹄

材料

猪蹄块…………400克
水发黑豆………100克
蒜头、红椒丝 各少许

调料

盐………………2克
胡椒粉…………3克

做法

1 锅中注水烧热，放入猪蹄块，煮至软，撇去浮沫；放入蒜头，倒入泡发好的黑豆，搅匀。

2 加盖，炖90分钟至食材熟软。

3 揭盖，加入盐、胡椒粉，搅匀调味，盛出汤，装碗，撒上红椒丝即可。

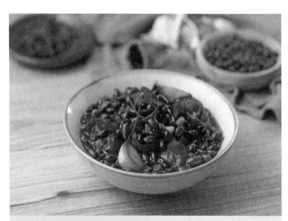

【功效】本品能预防骨质疏松、改善便秘、美容护发。

乌鸡

‖ 延缓衰老 ‖
‖ 强筋健骨 ‖

【营养成分】含有维生素E、维生素B$_2$、盐酸、磷、铁、钠、钾等营养成分。

【性味归经】性平，味甘；归肝、肾经。

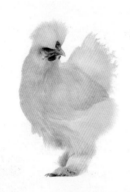

乌鸡有补中止痛、滋补肝肾、益气补血、滋阴清热、调经活血、止崩治带等功效，特别是对妇女的气虚、血虚、脾虚、肾虚等病症以及小儿生长发育迟缓、妇女更年期综合征等尤为有效。

【选购保存】

新鲜的乌鸡鸡嘴干燥、富有光泽，口腔黏液呈灰白色、结净没有异味。

可将乌鸡收拾干净，放入保鲜袋内，放入冰箱冷冻室内冷冻保存。

【食用宜忌】

√ 乌骨鸡用于食疗，多与茯苓、山药、红枣、冬虫夏草、莲子、天麻、芡实、糯米或枸杞配伍。

× 乌鸡连骨（砸碎）熬汤滋补效果更佳。炖煮时不要用高压锅，使用砂锅文火慢炖较好。

【相宜搭配】		
乌鸡	+三七	补虚、活血
乌鸡	+粳米	养阴、祛热
乌鸡	+核桃仁	提升补锌功效
乌鸡	+冬瓜	清热化痰

【相忌搭配】		
乌鸡	+狗肾	易引起腹痛、腹泻
乌鸡	+鹌鹑	降低营养价值

西洋参乌鸡汤

材料

西洋参、乌鸡块、香菇、黄花菜、红枣、姜片⋯⋯⋯⋯ 各适量

调料

盐⋯⋯⋯⋯⋯⋯⋯ 适量

做法

1 洗净的香菇去蒂，上面切成花刀。

2 锅中注水烧开，放乌鸡块，汆煮片刻，捞出。

3 砂锅中注水，倒入乌鸡块、西洋参、香菇、黄花菜、红枣、姜片，拌匀，煮至有效成分析出；加入盐，拌至入味即可。

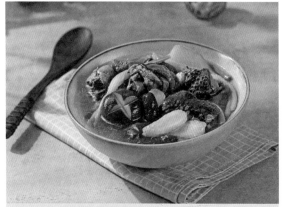

【功效】本品能提高免疫力，促进血液活力、糖代谢和脂肪代谢。

核桃仁炖乌鸡

材料

乌鸡块⋯⋯⋯⋯250克
核桃仁⋯⋯⋯⋯20克
枸杞⋯⋯⋯⋯⋯10克

调料

盐⋯⋯⋯⋯⋯⋯⋯ 3克

做法

1 锅中注水烧开，加乌鸡块，汆煮片刻，捞出。

2 砂锅中注水烧开，倒入乌鸡块、核桃仁、枸杞，拌匀，煮2小时至食材熟透。

3 加入盐，拌至入味，盛出煮好的乌鸡汤，装入碗中即可。

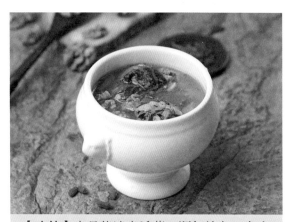

【功效】本品能消炎杀菌、顺气补血、止咳化痰。

鲫鱼

‖ 开胃通乳 ‖
‖ 利水消肿 ‖

【营养成分】富含蛋白质、脂肪、多种维生素，以及钙、铁、锌、磷等矿物质。

【性味归经】性平，味甘；归脾、胃、大肠经。

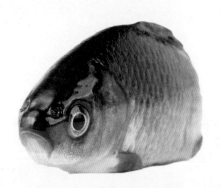

【功效解读】

鲫鱼具有益气健脾、利水消肿、清热解毒、通络下乳、祛风湿病痛之功效。

【选购保存】

鲫鱼要买身体扁平、颜色偏白的，肉质会很嫩。用浸湿的纸贴在鱼眼上，防止鱼视神经后的死亡腺离水后断掉，这样死亡腺可保持一段时间，从而延长鱼的寿命。

【食用宜忌】

√ 清蒸或做汤营养效果较佳；鲫鱼在下锅前，应去掉咽喉齿，避免泥土味。

× 在做汤前先煎炸，能够使汤色奶白、味厚，但会降低疗效。

【相宜搭配】

鲫鱼 ＋木耳 润肤抗老

鲫鱼 ＋花生 利于营养吸收

鲫鱼 ＋红豆 利水消肿

鲫鱼 ＋韭菜 补钙养颜

【相忌搭配】

鲫鱼 ＋蜂蜜 易引起中毒

鲫鱼  ＋蒜 易伤身

鲫鱼 ＋冬瓜 妨碍营养吸收

鲫鱼 ＋芥菜 引起水肿

奶汤鲫鱼

材料

鲫鱼、豆苗、笋片、
熟火腿………… 各适量
姜丝、葱花… 各适量
白汤…………500毫升

调料

猪油、盐…… 各适量
料酒、鸡精… 各适量

做法

1 将处理干净的鲫鱼两面切斜一字形刀纹。
2 将葱花、姜丝放油锅中炝香，放鱼略煎，放笋
片、火腿片、盐、鸡精、料酒调味，倒入白汤
煮熟。
3 放入豆苗略煮，出锅装盘即可。

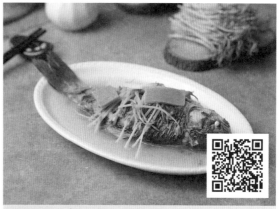

【功效】本品能利尿、止泻、消肿、止痛、
助消化。

砂仁鲫鱼

材料

净鲫鱼…………350克
砂仁………………12克
姜丝、葱花… 各少许

调料

盐、鸡粉、胡椒粉、
料酒、食用油各适量

做法

1 锅中注油烧热，放鲫鱼，煎至断生，盛出。
2 砂锅注水烧热，放入砂仁，煮15分钟，撒上姜
丝，放鲫鱼、料酒，续煮至食材熟软。
3 调入盐、鸡粉，撒上胡椒粉，煮片刻至食材入
味，盛出煮好的汤料，撒上葱花即成。

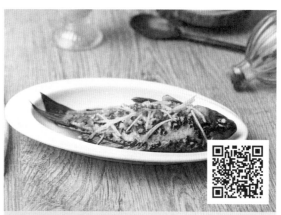

【功效】本品能行气温中，促进消化液的分
泌，可增进肠道运动。

黄鱼

‖ 延缓衰老 ‖
‖ 开胃益气 ‖

【营养成分】 富含蛋白质、脂肪、磷、铁、维生素B$_1$、维生素B$_2$、烟酸。

【性味归经】 性甘，味咸、平；归肝、肾经。

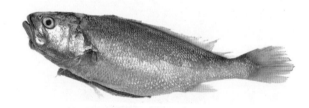

【功效解读】

黄鱼可开胃益气、调中止痢、明目安神，能够治久病体虚、少气乏力、头昏神倦、脾虚下痢、肢体浮肿等病症。

【选购保存】

黄鱼的背脊呈黄褐色，腹部金黄色，鱼鳍灰黄，鱼唇橘红。购买时应选择体形较肥、鱼肚鼓胀的，比较肥嫩。

黄鱼去除内脏，清除干净后，用保鲜膜包好，再放入冰箱冷冻保存。

【食用宜忌】

√ 炸黄鱼时，最好刮一层淀粉糊，这样能较好地保存黄鱼的营养。

× 黄鱼属于近海鱼，易受污染，所以尽量不吃鱼头、鱼皮和内脏。

【相宜搭配】

黄鱼	+ 乌梅	对大肠癌有疗效
黄鱼	+ 雪菜	动植物互补
黄鱼	+ 丝瓜	延缓衰老
黄鱼	+ 西红柿	促进骨骼发育

【相忌搭配】

黄鱼	+ 荞麦面	易引起消化不良
黄鱼	+ 牛油	加重肠胃负担
黄鱼	+ 羊油	加重肠胃负担
黄鱼	+ 洋葱	形成结石

干烧小黄鱼

材料

黄鱼、豆豉…各适量
香菜、姜片…各适量
蒜末、葱段…各适量

调料

豆瓣酱、盐、白糖、
料酒、生抽、水淀
粉、食用油…各适量

做法

1 处理好的黄鱼撒上盐，抹匀，淋料酒，腌渍。
2 热锅注油烧热，放入黄鱼，煎黄，盛出；锅中
加豆瓣酱、豆豉、姜葱蒜、料酒、水，煮沸；
放黄鱼、生抽、白糖，焖熟。
3 锅中汤汁中加水淀粉，制成酱汁，淋在黄鱼身
上，撒上香菜即可。

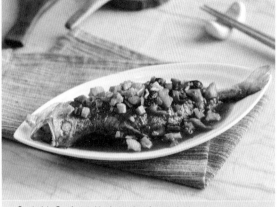

【功效】本品能发汗解表、清热透疹、宽中
除烦。

香辣小黄鱼

材料

小黄鱼、干辣椒、八
角、桂皮、葱花、姜
片……………… 各少许

调料

辣椒油、生抽、料
酒、白糖、盐、陈
醋、食用油…各适量

做法

1 小黄鱼身上加调料，搅匀，腌渍至鱼肉入味。
2 热锅注油烧热，放小黄鱼，炸至金黄，捞出。
3 锅底留油烧热，放八角、桂皮、姜爆香，加小
黄鱼、干辣椒、料酒、生抽、水、盐、白糖、陈
醋，焖至入味；加辣椒油、葱花，炒香即可。

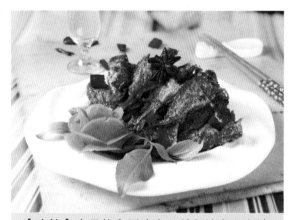

【功效】本品能和胃止血、益肾补虚、安神
止痢。

虾皮

‖ 补肾壮阳 ‖
‖ 理气开胃 ‖

【营养成分】含有丰富的蛋白质和矿物质等，尤其是钙的含量极为丰富。

【性味归经】性温，味甘、咸；归胃、肾、肝经。

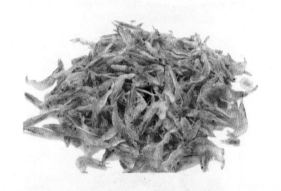

【功效解读】

虾皮具有补肾壮阳、理气开胃、益气下乳的功效，对肾虚引起的夜尿频多、阳痿、乳汁不足等有很好的食疗作用。虾皮还有镇定作用，常用来辅助治疗神经衰弱、植物神经功能紊乱等病症。

【选购保存】

市场上出售的虾皮有两种，一种是生晒虾皮，另一种是熟煮虾皮。购买时要注意色泽，以色白明亮、有光泽、个体完整者为佳。

宜放入干燥、密闭的容器里保存。

【食用宜忌】

√ 虾皮在加工过程中容易染上一些致癌物。因此，食用虾皮做菜做汤前，最好用水煮15～20分钟，捞出后再烹调食用，并且要将此汤倒掉。

×虾皮含钙高，不能在晚上吃，以免引发尿道结石。

【相宜搭配】			
虾皮	+韭菜花	降压明目	
虾皮	+大葱	益气、下乳、开胃	
虾皮	+豆腐	补钙	
虾皮	+鸡蛋	营养丰富	

【相忌搭配】		
虾皮	+苦瓜	易引起食物中毒
虾皮	+浓茶	易引起结石

虾皮烧西兰花

材料

西兰花············120克
虾皮·················25克

调料

盐、鸡粉······各适量
生抽、水淀粉、食用
油、料酒········各适量

做法

1 洗好的西兰花切成小块。

2 沸水锅中放西兰花，煮至断生，捞出。

3 油起锅，倒入西兰花，炒匀；加入盐、鸡粉，淋入料酒、生抽，炒匀调味；放入虾皮，用水淀粉勾芡，盛出炒好的菜肴，装盘即可。

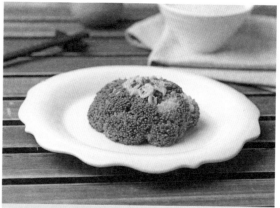

【功效】本品能保护视力，提高记忆力，清热解渴。

虾皮烧冬瓜

材料

冬瓜··············170克
虾皮·················60克

调料

料酒、水淀粉··各少许
食用油··············适量

做法

1 洗净去皮的冬瓜切成块。

2 锅中注油，放虾皮，拌匀；淋料酒，炒匀；放冬瓜，炒匀；注水，炒匀；煮至食材熟透。

3 倒入水淀粉炒匀，盛出炒好的食材即可。

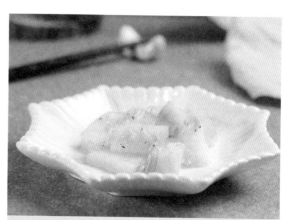

【功效】本品能清热化痰、消肿利湿、润肤美容。

红糖

‖ 补血活血 ‖
‖ 健脾暖胃 ‖

【营养成分】红糖含钙量比白糖多2倍，所含铁质比白糖多1倍，还含有胡萝卜素、维生素B_2、烟酸以及锰、锌等微量元素。

【性味归经】性温，味甘甜、无毒；归肝、脾经。

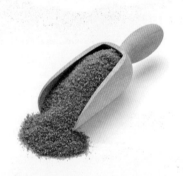

【功效解读】

红糖具有补中舒肝、止痛益气、调经和胃、和血化瘀、健脾暖胃的功效，对风寒感冒、产后恶露不尽、食即吐逆等病症有食疗作用。

【选购保存】

优质的红糖呈晶粒状或粉末状，干燥而松散，不结块，不成团，无杂质，其水溶液清晰，无沉淀，无悬浮物。

红糖要存放在干燥通风处，也可用保鲜袋包好，放冰箱保存。

【食用宜忌】

√ 红糖的吃法多种多样，糖水鸡蛋、姜糖水、厨房佐料等。

× 红糖虽然营养丰富，但也不能贪吃，建议老人每日摄入量为25克左右。

【相宜搭配】

红糖	+ 八角	治疗腰部扭伤
红糖	+ 红枣	补益气血
红糖	+ 鸡蛋	补血养颜
红糖	+ 姜	驱寒暖胃

【相忌搭配】

红糖	+ 啤酒	诱发糖尿病
红糖	+ 竹笋	对人体不利
红糖	+ 鲤鱼 	引起中毒
红糖	+ 蛤蜊	引起中毒

红薯老姜红糖水

材料

红薯·············100克
红枣·············25克
老姜·············10克

调料

红糖·············20克

做法

1 洗净的红薯切成块；洗净的老姜切成片。

2 锅中倒入清水烧开，倒入红薯、红枣、姜片，慢火煮5分钟。

3 倒入红糖，拌匀，煮化，盛出即可。

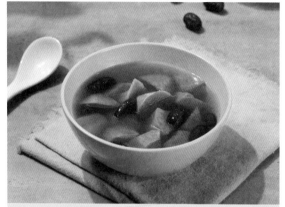

【功效】本品能刺激肠道、增强蠕动、通便排毒。

红糖姜汤

材料

老姜·············20克
红枣·············适量

调料

红糖·············适量

做法

1 洗净的老姜切成片。

2 砂锅中注水，放入姜片、红枣，煮至片刻，再加入红糖，拌匀。

3 煮至红糖溶化，盛出即可。

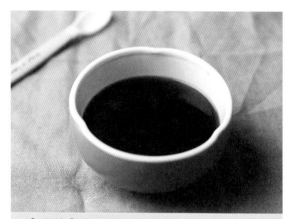

【功效】本品能发汗解表、温中止呕、温肺止咳。

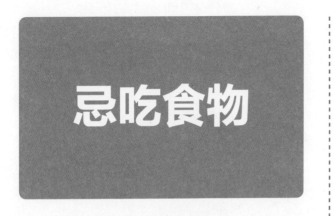

忌吃食物

麦乳精

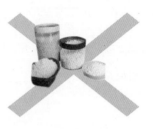

原因：麦乳精含有丰富的麦乳糖和少量的麦芽酚，这两种物质一般都是从麦芽中提取的。麦芽有健胃、消食和退奶的功效，是中医用于退奶的药物，因此处于哺乳期的女性不宜食用，以免影响乳汁分泌。

老母鸡

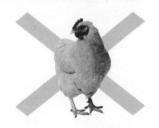

原因：催乳素能起到促进乳汁分泌的作用，但是如果血中雌激素与孕激素浓度过高，就会抑制催乳素的泌乳作用。产妇分娩后，血中雌激素与孕激素水平大大降低，催乳素便发挥泌乳的作用，而老母鸡的卵巢和蛋衣中含有一定的雌激素，若此时食用炖煮的老母鸡，产妇血液中雌激素的浓度就会增加，催乳素的功效就会减弱，从而导致乳汁不足，甚至完全回奶。

巧克力

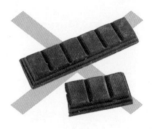

原因：巧克力所含的可可碱会渗入母乳内被婴儿吸收，并在婴儿体内蓄积，久而久之，可可碱会损坏神经系统和心脏，并使肌肉松弛、排尿量增加，导致婴儿消化不良、哭闹不停。

产妇在产后需要给新生儿喂奶，如果过多食用巧克力，会对婴儿的发育产生不良的影响。此外，产妇经常食用巧克力还会影响食欲，结果产妇虽身体发胖，但必需的营养素却反而缺乏，这对产妇的身体健康也是不利的。

人参

原因：从临床医学角度来说，产妇不宜服食人参来补身体。人参含有多种药物有效成分，如作用于中枢神经心脏血管的人参新苷、降低血糖的人参宁以及作用于内分泌系统的配糖体等。这些成分能使人体产生兴奋作用，会导致服食者出现失眠、烦躁、心神不宁等一系列症状。而产妇分娩以后，由于精力和体力消耗很大，需要卧床休息，如果此时服食人参，反而因兴奋难以安睡，会影响体力的恢复。

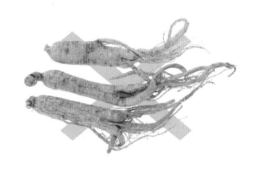

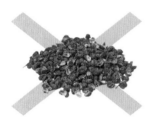

花椒

原因：花椒是日常生活中常用的一种调味料，具有温阳驱寒、杀菌防病、增强免疫力等多种功效，所以不少产妇都喜欢在炒菜的时候多放一点花椒。但中医认为花椒性温，有温中散寒、除湿、止痛、杀虫的作用，产妇多食容易导致上火，而且花椒有回奶的作用，哺乳期的妈妈应当少吃。

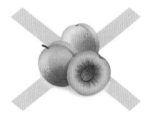

杏

原因：杏性温热，多食容易上火生痰。如《本草衍义》中说："小儿尤不可食，多致疮痈及上膈热，产妇尤忌之。"《饮食须知》中也认为："多食昏神，令膈热生痰，小儿多食成壅热，致疮疖，产妇尤宜忌之。"这说明女性产后不宜食用杏，古有"桃饱人，杏伤人"之说，而且产后哺乳期吃杏对婴儿也不利。所以，产妇产后应忌吃杏。

Chapter 8
孕产妇常见症状饮食宜忌

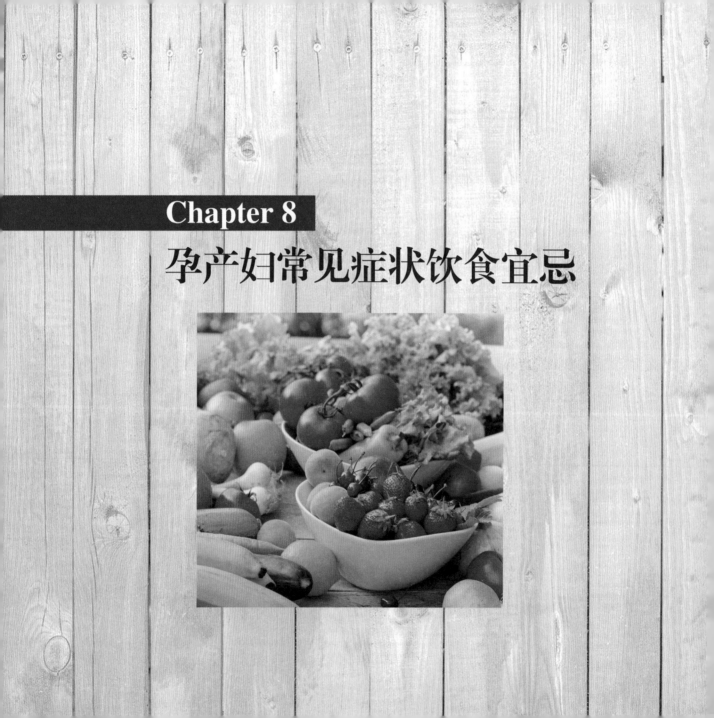

孕产期间，女性的身体会发生变化，由于体质的不同也可能出现一些不适症状。此时无需慌张，试着从日常饮食着手，有意识地改善饮食的方式，对症调养即可健康、舒心地度过孕产期。

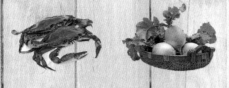
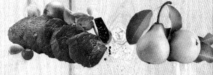

孕期呕吐

病症简介　孕期呕吐症状一般比较轻微，表现为择食、食欲不振、呕吐等，一般于停经40天左右开始，孕12周以后反应会逐渐消退，持续时间不是很长，对孕妈妈和胎宝宝的影响不会很大。

【宜吃食物】

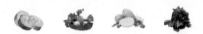

冬瓜　白萝卜　土豆　紫苏

这些食物具有补中益气、健脾和胃的功效，常食可以滋养补虚，减少孕吐。

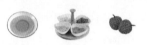

蜂蜜　糖类　荔枝

糖类在体内代谢时会消耗大量钙，钙的缺乏会影响孕妇的体质，也会阻碍胎儿的骨骼发育。

【忌吃食物】

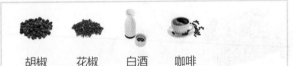

胡椒　花椒　白酒　咖啡

这些刺激性调味品或饮料，会引起胃部不适，加重孕吐现象。

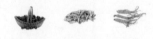

红枣　黄芪　人参

孕妇体质多数为阴血偏虚，这些辛温助热的食物，食用后会引起气盛阴耗，加重孕吐反应。

【饮食原则】

1　早孕期食欲大多不佳，宜少食多餐，可以选择一些酸性的食物，如柚子、柠檬、陈皮等。

2　呕吐会排出身体很多水分，孕妈妈需要适当多喝水。

【特别注意】1.尽可能多地变换就餐环境，这样能激发食欲。2.均衡饮食，全方位地补充营养。3.适当地增加日照时间，提高身体的免疫力。4.孕妈妈要保证足够的休息时间，以缓解紧张、焦虑的情绪。

土豆炒排骨

材料

土豆块…………200克
排骨块…………100克
姜片、蒜末…各少许

调料

豆瓣酱、盐…各适量
水淀粉……………适量
食用油……………适量

做法

1 将土豆块洗净焯水断生；排骨块洗净，放少许
　盐、水淀粉、食用油，抓匀，腌渍。

2 炒锅注油烧热，放入姜片、蒜末、排骨、土
　豆，炒匀；加入适量盐、豆瓣酱，炒匀；注水
　煮至熟透，加入水淀粉，炒匀即可。

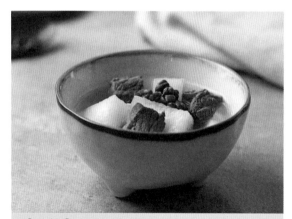

【功效】本品具有和胃调中、益气健脾、强
身益肾、消炎、活血消肿等功效。

冬瓜瘦肉汤

材料

猪瘦肉…………270克
去皮冬瓜块……300克
泡发红豆…………适量

调料

盐、鸡粉………各2克
水淀粉…………4毫升
食用油……………适量

做法

1 将猪瘦肉洗净切块，装入碗中，加入盐、鸡
　粉、水淀粉、食用油，拌匀，腌渍。

2 锅中注水烧开，倒入红豆、瘦肉，淋入食用
　油，用中火煮30分钟；放入洗净的冬瓜，拌匀
　续煮15分钟；加入盐、鸡粉，拌匀入味即可。

【功效】本品具有养心阴、降血脂、润燥、
增强免疫力等功效。

孕期贫血

病症简介 由于胎儿生长发育和子宫增大需要的铁量增加，或孕期时肠胃道功能减弱等原因会使孕妇身体含铁量减少，当血清铁蛋白低于 12 微克每升或血红蛋白低于 110 克每升时，即为孕期贫血。

【宜吃食物】

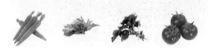

胡萝卜　　菠菜　　苋菜　　番茄

日常食用这些蔬菜不仅能够补铁，其所含的维生素 C 还可以促进铁的吸收，对孕期贫血症状有利。

瘦肉　　蛋黄　　鸭血　　猪肝

这些食物含铁量丰富，有益于增强体质并改善孕期贫血症状。

【忌吃食物】

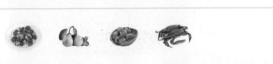

田螺　　梨　　柿子　　螃蟹

这些食物性味寒凉，食用后不利于身体气血的运行，对孕期贫血患者不利。

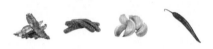

熏肉　　腊肠　　大蒜　　辣椒

这些过度油腻或刺激辛辣的食物不利于营养的消化吸收，会加重气血不足。

【饮食原则】

1　宜吃新鲜水果，有利于铁的吸收，增强体质。

2　服用铁剂时，忌饮浓茶。因为茶叶中含有鞣酸，能使铁盐沉淀，妨碍铁盐的吸收。

【特别注意】孕妇在怀孕期间，胎儿也会从孕妇体内摄取铁元素。如果孕妇持续性的贫血，就会对胎儿的生长发育造成威胁，使胎儿生长受限，在胎盘内呼吸困难，严重者还会出现早产、死胎。

紫苋菜粥

材料
紫苋菜…………250克
粳米…………100克

调料
盐……………… 适量

做法

1 将紫苋菜择洗干净，切段；粳米淘洗干净。

2 锅内加入适量清水，放入粳米，用小火熬煮成稍微浓稠的粥。

3 加入紫苋菜、盐，拌匀，稍煮片刻即成。

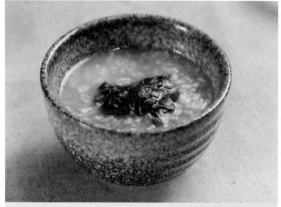

【功效】本品具有良好的补血效果，可清热止痢、顺胎产。

丝瓜鸭血汤

材料
鸭血…………300克
丝瓜…………150克
甜椒、姜片…各少许

调料
盐………………2克
鸡粉……………2克
芝麻油…………3毫升

做法

1 将鸭血洗净切方块，焯水；丝瓜洗净，稍微去皮，切滚刀块；甜椒洗净切块，备用。

2 锅中注水烧开，倒入姜片、鸭血，稍煮片刻；加入少许盐、鸡粉，搅匀调味；放入丝瓜、甜椒，淋入少许芝麻油，搅匀调味即可。

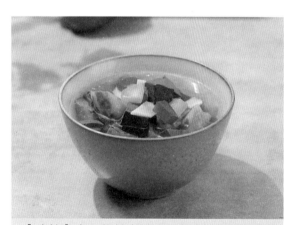

【功效】本品能补充铁、钙等各种矿物质，可补血和清热解毒。

孕期水肿

病症简介 怀孕后，由于毛细血管通透性增加，使毛细血管缺氧，血浆蛋白以及液体进入组织间隙导致水肿，主要在肢体、面目等部位发生浮肿，称"孕期水肿"。

【宜吃食物】

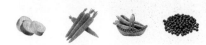

冬瓜　　胡萝卜　　山药　　黑豆

这些益气健脾的食物，能调节脏腑、利水消肿，可缓和孕期水肿的症状。

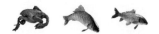

乌鸡　　鲫鱼　　鲤鱼

这些高蛋白、低脂肪的食物，食用后能改善孕妈妈的血液渗透压，有利于合理调节体内水的分布。

【忌吃食物】

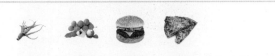

人参　　桂圆　　汉堡　　披萨

中医认为孕妇多数阴血偏虚，食用这些辛温助火的食物会引起气盛阴耗，导致水肿加剧。

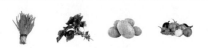

韭菜　　苋菜　　土豆　　洋葱

这些难消化和容易引起胀气的食物，使血液回流不畅，会加重水肿。

【饮食原则】

1 饮食宜少盐，盐的进食量控制在每天 4 克左右，避免吃一些口味厚重的食物。

2 大蒜、大葱、辣椒等刺激性强的调味料，不宜多食。

【特别注意】太过紧身的衣服会导致血液循环不畅，从而引发身体浮肿。孕妈妈最好选择宽松的裤子和裙子，让身体得到放松，让血液循环更加流畅。

黑米小米豆浆

材料

水发黑米·········20克　　水发黄豆·········45克
水发小米·········20克

做法

1　将已浸泡8小时的黄豆、小米、黑米倒入碗
　中，加水，洗净，倒入滤网，沥干。

2　将黄豆、黑米、小米倒入豆浆机中，注水，开
　始打浆，待豆浆机运转约20分钟即成豆浆。

3　把煮好的豆浆倒入滤网，滤取豆浆；将豆浆倒
　入碗中，待稍微放凉后即可饮用。

【功效】本品可以美白护肤、补益脾胃、增
强机体免疫功能。

山药排骨汤

材料

山药块·········185克
排骨段·········200克
姜片·········少许

调料

盐·················2克
食用油·········适量
料酒·········适量

做法

1　用油起锅，倒入姜片，爆香；倒入焯过水的排
　骨，快速炒匀；淋上料酒，注入清水至没过食
　材，拌匀；倒入洗净的山药块，搅匀；大火煮
　开后转小火炖1个小时。

2　加入盐，拌匀调味，盛出即可。

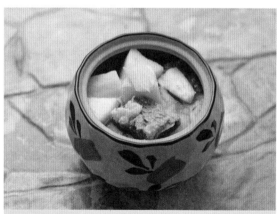

【功效】本品具有健脾胃、聚肾气的功效，
可以促进消化与吸收。

孕期便秘

病症简介 女性怀孕后，体内会分泌大量的孕激素，引起胃肠道肌张力减弱，肠蠕动减慢。再加上胎宝宝渐渐长大，压迫肠道，使得肠道的蠕动减慢，肠内的废物停滞不前，并且会变干。

【宜吃食物】

芹菜　　油菜　　韭菜　　豌豆

这些食物含粗纤维，能促进胃肠的蠕动，提高消化吸收的能力，使孕期便秘情况得到改善。

梨　　苹果　　香蕉　　燕麦

多食富含纤维素的蔬菜、水果和粗杂粮，对治疗便秘很有帮助。

【忌吃食物】

熏肉　　腊肠　　咸菜　　咸蛋

这些肥厚油腻或过咸的腌制食品，不利于消化，且含亚硝胺类致癌物质，影响母胎健康。

【饮食原则】

1　多吃富含膳食纤维的食物，如蔬菜、水果或者杂粮、谷物，尽量少吃上火、热气的食物。

2　多补充水分。因为孕妈妈便秘有可能是体内水分减少的原因导致的，所以补充水分可以缓解症状。每天喝6～8杯水或者多喝新鲜的水果汁，都可以缓解便秘。

3　大蒜、大葱、辣椒等刺激性强的调味料，多食会出现消化功能障碍，会加重便秘。

4　忌吃难以消化的食物，如莲藕、蚕豆、荷包蛋、糯米粽子、糯米汤圆等。

5　忌吃桂圆、人参、鹿茸等辛温助火的食物。

【特别注意】1. 保持良好的精神状态和乐观的生活态度。烦躁的心态可导致便秘。不妨多做一些感兴趣的事，比如欣赏音乐、观花、阅读等。2. 适当的散步、慢走等活动对缓解便秘很有帮助。

猪腰炒芹菜

材料

猪腰··············200克
芹菜··············100克

调料

白糖、生粉···· 各适量
盐、水淀粉···· 各适量
食用油············· 适量

做法

1 将芹菜洗净切段；猪腰洗净，对半切开，切除筋膜，切"一"字刀花，改切成片，放入碗中，加入盐、生粉，拌匀，腌渍片刻后焯水。

2 炒锅热油，放入芹菜段，翻炒；再倒入猪腰、少许清水，炒至熟透；加盐、白糖翻炒至入味；再淋入水淀粉炒匀，盛出即成。

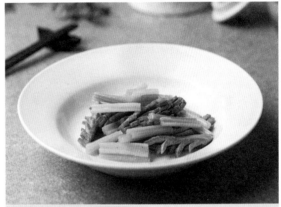

【功效】本品能刺激肠胃蠕动、防治便秘，富含的铁元素有补血的作用。

韭菜苦瓜汤

材料

苦瓜··············150克
韭菜··············65克

调料

食用油·············· 适量

做法

1 将韭菜洗净切段；苦瓜洗净，对半切开，去瓤，再切成片，备用。

2 用油起锅，倒入苦瓜，翻炒至变色；倒入韭菜，快速翻炒出香味；注入适量清水，搅匀，用大火略煮一会儿，至食材变软。

3 关火后盛出煮好的汤料即可。

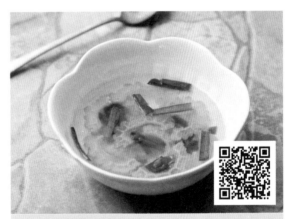

【功效】本品具有降血压、清热祛暑、增强免疫力等功效。

胎动不安

病症简介 妊娠期出现腰酸腹痛、胎动下坠或阴道少量流血，称为"胎动不安"。孕妇起居不慎导致跌倒或闪挫、过于辛劳等，均可导致气血紊乱、胎动不安。

【宜吃食物】

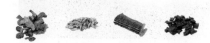

白术　黄芪　杜仲　首乌

这些药材可以补益气血、健脾固肾，清淡滋补，能有效改善因气虚、脾虚导致的胎动不安症状。

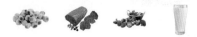

莲子　牛肉　香菇　牛奶

这些食物有滋养补虚、养心安神的作用，胎动不安孕妇食用能提高机体的抗病能力。

【忌吃食物】

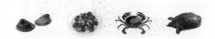

蛤蜊　田螺　蟹　甲鱼

这些食物都具有较强的活血祛瘀功效，带有明显的堕胎作用，对胎动不安孕妇不利。

马齿苋　薏苡仁

这些滑利食物对子宫肌肉有兴奋作用，可使子宫收缩次数增多、强度增大，容易引起流产。

【饮食原则】

1. 饮食宜清淡，营养要丰富，可适量食用如五谷、蔬菜、豆类、植物油等含有人体所需的营养成分且易于消化和吸收的食物。

2. 忌吃辛热食物，如大蒜、胡椒、辣椒、咖喱、肉桂，这类食物能助热动火、旺盛血脉，会伤损胎元。

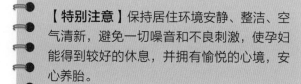

【特别注意】保持居住环境安静、整洁、空气清新，避免一切噪音和不良刺激，使孕妇能得到较好的休息，并拥有愉悦的心境，安心养胎。

鱼香杏鲍菇

材料

杏鲍菇…………200克
红椒、姜片、蒜末、
葱段…………各少许

调料

豆瓣酱、盐……各3克
生抽、水淀粉、食用
油…………各适量

做法

1 将杏鲍菇洗净切成粗丝，焯水断生；红椒洗净，切成细丝，备用。

2 用油起锅，放入姜片、蒜末、葱段、红椒丝，再放入杏鲍菇，炒匀；放入豆瓣酱、盐、生抽，翻炒至食材熟透；用水淀粉勾芡，拌匀即成。

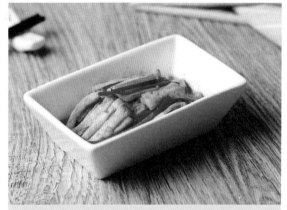

【功效】本品营养丰富，可以提高人体的免疫功能。

黄芪红枣鳝鱼汤

材料

鳝鱼…………450克
黄芪、红枣、姜片、
蒜苗…………各少许

调料

盐…………………2克
鸡粉………………2克
料酒……………4毫升

做法

1 将蒜苗洗净切成粒；鳝鱼洗净，分切成鳝鱼肉和鳝鱼骨，再分别切段，焯水，备用。

2 砂锅注水烧开，倒入红枣、黄芪、姜片、鳝鱼骨，用小火煮30分钟；放入鳝鱼肉、盐、鸡粉、料酒，拌匀后续煮20分钟，撒上蒜苗即可。

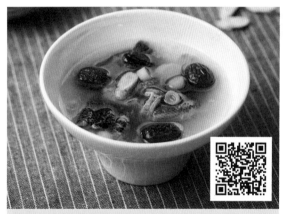

【功效】本品具有促进新陈代谢、补肾虚、益气补血等功效。

妊娠高血压

病症简介 妊娠高血压综合征简称妊高征，是妊娠期妇女特有的疾病，以高血压、水肿、抽搐、昏迷、心肾功能衰竭甚至母子死亡为特点。

【宜吃食物】

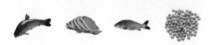

| 青鱼 | 瘦肉 | 鲫鱼 | 黄豆 |

这些食物所含的蛋白质中的蛋氨酸可抑制交感神经兴奋，能降低血压，妊娠高血压妇女宜多食用。

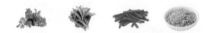

| 芹菜 | 茼蒿 | 胡萝卜 | 糙米 |

这些食物可促进肠蠕动，加速胆固醇排出，对防治妊娠高血压有利。

【忌吃食物】

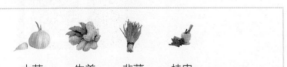

| 大蒜 | 生姜 | 韭菜 | 桂皮 |

这些热性食物食用后会加重妊娠高血压妇女的发热、便秘、疼痛等不良症状。

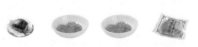

| 卤肉 | 蛋黄 | 咸蛋 | 咸菜 |

这些高胆固醇或盐制类食物，会促使脂质沉积、血压升高，导致妊娠高血压症状加重。

【饮食原则】

1 维生素 C 和维生素 E 可以有效的降低妊娠高血压的反应，可多吃一些绿叶蔬菜和瓜果、坚果来补充，如西红柿、橘子、鲜枣、杏仁等。

2 要适当限制盐和酱油的摄入量，避免食用后血压升高，加重妊娠高血压病情。

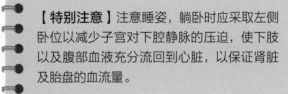

【特别注意】 注意睡姿，躺卧时应采取左侧卧位以减少子宫对下腔静脉的压迫，使下肢以及腹部血液充分流回到心脏，以保证肾脏及胎盘的血流量。

芋头糙米粥

材料

水发糙米·········125克　　去皮芋头·········140克
水发燕麦·········100克　　核桃仁碎·········适量

做法

1 将芋头洗净去皮，切丁，待用。

2 砂锅注水，倒入洗净的糙米、燕麦，搅匀，大火煮开后转小火煮40分钟至食材变软。

3 倒入切好的芋头丁，搅匀，续煮30分钟至熟，盛出前搅匀，撒上核桃仁碎即可。

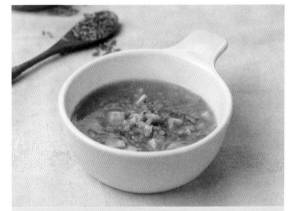

【功效】本品具有降血脂、降血压、清血管的功效。

西芹茄子瘦肉汤

材料　　　　　　　　**调料**

猪瘦肉·········100克　　盐·········3克
西芹、茄子····各60克
姜片、红枣····各适量

做法

1 西芹洗净切段；茄子洗净去皮，切块；猪瘦肉洗净切片，焯水，备用。

2 砂锅注水烧热，倒入姜片、红枣、西芹、茄子、肉片，拌匀，水烧开后用转小火煮约1小时；加入盐，拌匀调味，盛出即可。

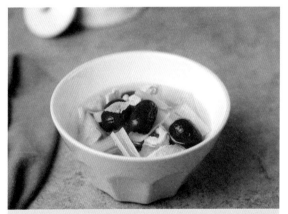

【功效】本品对促进新陈代谢、降低血压很有帮助。

产后体虚

病症简介 由于分娩过程中的能量消耗、创伤和出血，导致元气耗损、气血不足，称为产后体虚。伴有怕冷、怕风、腰膝酸软、小腹冷痛、月经量少、面色晦暗等症状。

【 宜吃食物 】

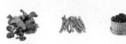

| 白术 | 党参 | 红枣 | 黄芪 |

白术燥湿健脾、党参健脾补气、红枣补气养血、黄芪补气益卫固表，这些药材有利于产后调理。

| 山药 | 山楂 | 粳米 | 香菇 |

这些健脾开胃、促消化的食物，有助于恢复产后身体机能，提高免疫力。

【 忌吃食物 】

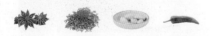

| 八角 | 茴香 | 大蒜 | 辣椒 |

辛辣等刺激性的调味品，可影响产妇胃肠功能，影响营养的吸收，导致体虚症状加重。

| 乌梅 | 莲子 | 柿子 | 南瓜 |

这些酸性食物具有收敛的功效，产妇产后淤血内阻，进食该类食品会阻滞血行，对身体无益。

【 饮食原则 】

1 饮食宜少量多餐。孕妇生产后，身体十分虚弱，食欲也不佳，建议采取增加餐次、减少分量的方式，以减轻肠胃负担，同时也有利于营养的吸收。

2 产妇产后胃肠功能较弱，运动量又小，过硬、油炸、油煎和肥腻的食物不利于产妇消化、吸收。

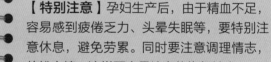

【**特别注意**】孕妇生产后，由于精血不足，容易感到疲倦乏力、头晕失眠等，要特别注意休息，避免劳累。同时要注意调理情志，放松心情，这样更容易让身体恢复健康。

党参莲子汤

材料

水发莲子·········100克
水发陈皮·········40克
党参·············30克

调料

红糖··············适量

做法

1 砂锅中倒入洗净的莲子、党参、陈皮，注入适量清水；水烧开后转小火煮90分钟，至药材中的有效成分析出。

2 加入红糖，拌匀，煮至溶化，盛出即可。

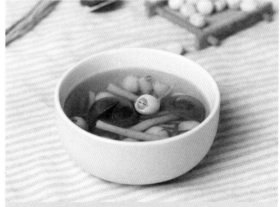

【功效】本品具有补中养神、健脾补胃等功效。

山楂黑豆瘦肉汤

材料

山楂·············80克
水发黑豆·········120克
猪瘦肉···········150克

调料

盐··············2克

做法

1 将山楂洗净去核，切块；猪瘦肉洗净切丁。

2 砂锅注水烧开，倒入洗净的黑豆、猪瘦肉丁、山楂，拌匀；水烧开后转小火煮30分钟至食材熟透。

3 放入盐，拌匀调味，盛出即可。

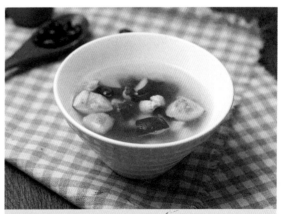

【功效】本品具有补中益气、调养心神的功效。

产后恶露不绝

病症简介 产后恶露不绝、恶露不净是指产后 3 周以上仍有阴道出血的病症。出血量或多或少，色或淡红或深红或紫暗，或有血块，或有臭味或无臭味。产妇常伴有腰酸痛、下腹坠胀疼痛等。

【宜吃食物】

柴胡　　黄芪　　川芎　　益母草

这些药材具有理气散寒、温宫止血的功效，对产后恶露不绝有调和作用。

鸡蛋　　鸡肉　　山楂　　红糖

这些食物健脾益气，对改善产后恶露不绝有一定的作用。

【忌吃食物】

凉拌菜　　冰激凌　　冰饮料

冰冷的食物或饮料会影响产妇脾胃功能的恢复，而且会导致淤血滞留，加重产后恶露不绝的症状。

【饮食原则】

1　维生素 A 和锌有利于伤口愈合，蛋白质可以减少感染，因此新妈妈需要多吃含这几种营养物质的食物。富含维生素 A 的食物有鸡蛋黄、胡萝卜、西红柿等；富含锌的食物有猪肝、花生、黄豆等；富含蛋白质的食物有瘦肉、牛奶、鸡蛋等。

2　日常饮食宜清淡开胃，稀软的食物可以帮助新妈妈逐渐恢复元气。

3　多吃新鲜蔬菜，气虚者可饮用鸡汤、桂圆汤，血热者可食梨、橘子、西瓜等水果，但宜温服。

4　辛辣食物不宜吃，它们容易引发感染，不利于产后伤口愈合。

【特别注意】 分娩后卧床休息，注意阴道卫生，每天用温开水清洗外阴部。选用柔软消毒卫生纸，经常换月经垫和内裤，减少邪毒侵入机会。

苦瓜炒鸡蛋

材料

苦瓜……………350克
鸡蛋………………2个

调料

盐、白糖……各适量
食用油…………适量

做法

1 将苦瓜洗净，切片。

2 鸡蛋打入碗内，加少许盐打散。

3 用油起锅，倒入蛋液拌匀，炒熟盛出。

4 用油起锅，倒入苦瓜，翻炒至熟；加盐、白糖调味，倒入鸡蛋，翻炒匀，盛出即可。

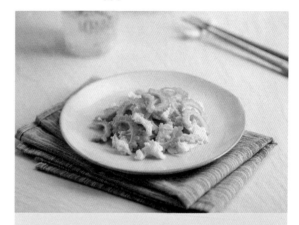

【功效】本品能健脾益气，增强免疫力。

三丝汤面

材料

鸡肉………………30克
土豆、胡萝卜各50克
面条、香菜……各适量

调料

盐………………适量

做法

1 将鸡肉洗净切丝，焯水断生；土豆洗净切丝；胡萝卜洗净切丝，备用。

2 锅中注水烧开，放入土豆丝、胡萝卜丝，翻炒2分钟；放入面条、鸡肉丝，拌匀续煮2分钟；加入盐，拌匀调味，盛出后放上香菜即可。

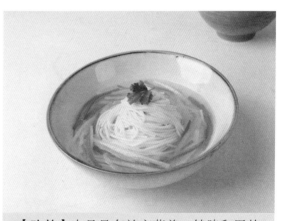

【功效】本品具有补充营养、健脾和胃的功效。

产后缺乳

病症简介 产后乳汁很少或全无，称为"缺乳"，亦称"乳汁不足"。中医认为，乳汁缺少时，如果是乳房柔软，不胀不痛，多为气血俱虚；若胀硬而痛，或伴有发热者，多为肝郁气滞。

【宜吃食物】

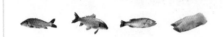

| 鲫鱼 | 鲤鱼 | 鲈鱼 | 猪蹄 |

这些食材富含蛋白质，有利于补虚养身，能增强体质。

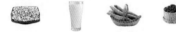

| 薏米 | 牛奶 | 山药 | 红枣 |

这些食材具有健脾益气、丰胸通乳的作用，对产后缺乳症状有帮助。

【忌吃食物】

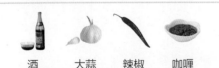

| 酒 | 大蒜 | 辣椒 | 咖喱 |

这些食材属辛辣之品，易刺激机体、助热上火，产后缺乳者不宜食用。

【饮食原则】

1 平衡摄取充足的营养对乳汁的分泌有促进作用。特别是应增加蛋白质和钙的摄入，应充分摄入肉、鱼、鸡蛋、豆腐等富含蛋白质的食品。

2 多摄入富含维生素和膳食纤维的蔬菜、水果。

3 忌食高脂肪食物。脂肪含量高的食物比较油腻，这样的食物吃了以后会产生大量的热能，促使皮脂腺分泌，使油脂旺盛，不利于泌乳。

4 忌生西红柿、生黄瓜、冷饮、冰冻食物等寒凉食物，它们较容易使气血凝滞，导致奶络不通。所以，产后缺乳患者不宜食用寒凉生冷之物。

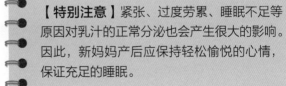

【特别注意】紧张、过度劳累、睡眠不足等原因对乳汁的正常分泌也会产生很大的影响。因此，新妈妈产后应保持轻松愉悦的心情，保证充足的睡眠。

莲藕花生炖排骨

材料

排骨··············180克
莲藕··············100克
花生、姜片····各适量

调料

盐·····················2克

做法

1　将花生洗净泡发；莲藕洗净去皮，切块；排骨洗净切块，焯水，捞出沥干，备用。

2　砂锅注水烧开，倒入姜片、莲藕、花生、排骨，拌匀；烧开后转中火煮2小时至食材熟软；加入盐，搅匀调味，盛出即可。

【功效】本品具有补脾健胃、增强体质的功效。

荞麦薏米红枣羹

材料

红枣··············10克
荞麦··············150克
薏米··············150克

做法

1　红枣洗净去核，切碎；荞麦、薏米泡发后洗净，用料理机打碎，备用。

2　砂锅注水烧开，倒入荞麦、薏米、红枣，搅匀；烧开后转小火煮30分钟至食材熟软。

3　揭开锅盖，搅拌均匀；关火后盛入碗中即可。

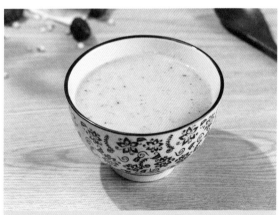

【功效】本品具有补中益气、健脾养胃、增强免疫力等功效。

产后腹痛

病症简介 产后腹痛，是孕妇分娩后，由于子宫的缩复作用，小腹呈阵阵作痛，并于产后 1～2 日出现，持续 2～3 日自然消失。若腹痛阵阵加剧，疼痛不已，影响产妇的康复，则为病态，应予治疗。

【宜吃食物】

阿胶　　当归　　党参　　甘草

这些药材有补气补血的功效，能有效改善血虚型产后腹痛。

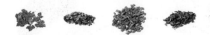

川芎　　益母草　　丹参　　香附子

这些药材有活血化瘀、散寒止痛的功效，能有效改善血瘀型产后腹痛。

【忌吃食物】

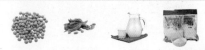

黄豆　　豌豆　　牛奶　　白糖

这些食物容易引起胀气，产后腹痛者应少食为宜。

【饮食原则】

1 产后腹痛的饮食宜以清淡为主。

2 可适当食用养血食物。产妇分娩后，宜食用如羊肉、山楂、红糖等食物，能起到养血理气的作用。

3 远离生冷食物。产妇本身身体虚弱，再加上产后腹痛，更不应该吃生冷的食物，如冷饮、啤酒等。

【特别注意】 1. 产妇在产后应消除恐惧与精神紧张的心理反应。2. 注意保暖，切忌饮用冷饮，避免受寒。可用热水袋热敷小腹部，每次敷半个小时，可缓解疼痛。3. 按摩小腹能使子宫肌肉暂时放松，也可达到缓解疼痛的效果。4. 密切观察子宫缩复情况，注意子宫底高度及恶露变化。如果疑有胎盘、胎衣残留，应及时检查处理。5. 产妇不要卧床不动，应及早起床活动，并按照体力的恢复情况，渐渐增加活动量。

阿胶枸杞膏

材料　　　　　　　　**调料**
阿胶⋯⋯⋯⋯200克　　红糖⋯⋯⋯⋯⋯ 适量
核桃仁⋯⋯⋯⋯30克
黑芝麻、枸杞各15克

做法

1　将阿胶敲成小块，放入大碗内，注水泡软；分别将黑芝麻、核桃仁、枸杞炒熟，备用。

2　将浸泡好的阿胶连水一起倒入锅中，加入红糖，小火搅拌熬煮至浓稠；放入剩余食材拌匀，再趁热盛出到碗中即可。

黄芪当归膏

材料
黄芪⋯⋯⋯⋯⋯75克
当归⋯⋯⋯⋯⋯15克
去核红枣⋯⋯⋯⋯15克

做法

1　将黄芪、当归、红枣洗净，加水适量，煎煮40分钟，取汁备用。

2　药渣再加水适量，煎煮30分钟，取汁，备用。

3　将两次药汁合并装碗即可。

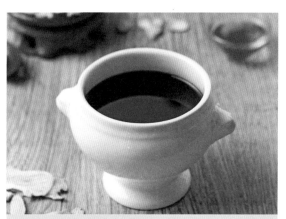

【功效】本品具有补气养血、增强免疫力、美容养颜等功效。

【功效】本品具有益气固表、补气益血、滋阴润燥等功效。

产后肥胖

病症简介 女性怀孕期间随着体内激素的增加和激素分泌的紊乱，使得新陈代谢减慢，体重增加。产后肥胖分为体质性肥胖和获得性肥胖。前者表现为脸上有婴儿肥现象；后者多为虚胖型体质，肉质松垮。

【宜吃食物】

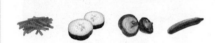

胡萝卜　　冬瓜　　香菇　　黄瓜

这些蔬果能利尿清热，阻止体内脂肪堆积，对产后肥胖者体内食物的代谢及废物排出帮助较大。

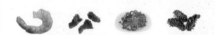

虾　　　海蛰　　章鱼　　海参

这些小水产品的蛋白质含量很高，但脂肪含量极低，是理想的减肥食物。

【忌吃食物】

炸薯条　　炸鸡　　油条

这些油炸食物所含脂肪较多、热量较高，食用后容易造成体内脂肪堆积，产后肥胖者不宜食用。

蛋糕　　饼干　　糖果　　含糖饮料

这些食物会让血糖上升，刺激胰岛素分泌并将血糖变为脂肪储存在体内，对产后肥胖者不利。

【饮食原则】

1　日常饮食要注意少油、少调味料。

2　避免营养过剩，限制脂肪和糖的摄入。忌食甜食、动物油、肥肉、动物内脏等高脂类食物。

3　控制食物和零食摄入量，确保食物热量均匀地分布在一整天。不建议一顿食或减少餐数。

【特别注意】新妈妈在产后 1 个月就可以做一些简单的伸腿运动；产后 2 个月可以适当散步锻炼，也可以做一些产后健身操；2 个月以后可以适当做一些有氧运动。

小米海参

材料

水发小米·········200克
海参·············150克
葱花、枸杞···各少许

调料

盐··················3克
芝麻油···········3毫升

做法

1　将处理干净的海参切块；枸杞洗净，备用。
2　砂锅注水烧开，倒入小米，拌匀，用小火煮30分钟至小米熟；倒入海参、枸杞，拌匀，用小火煮10分钟。
3　放入盐、芝麻油，拌匀，撒上葱花即可。

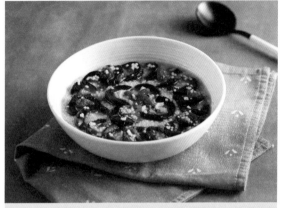

【功效】本品具有滋阴补肾、补气养血等功效。

咸蛋黄炒黄瓜

材料

黄瓜············160克
彩椒、咸蛋黄 各适量
高汤············70毫升

调料

盐················少许
水淀粉···········适量
食用油···········适量

做法

1　将黄瓜洗净去瓤，再斜刀切段；彩椒洗净切菱形片；咸蛋黄切块。
2　用油起锅，倒入黄瓜、彩椒，炒匀；注入适量高汤，放入咸蛋黄，炒匀，用小火焖煮5分钟；加入盐，拌匀，用水淀粉勾芡即可。

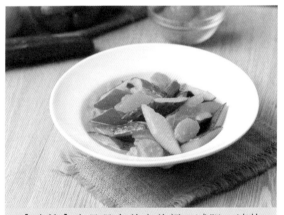

【功效】本品具有美容养颜、减肥、清热解毒等功效。

产后抑郁

病症简介 产后抑郁症是指女性生产之后，由于性激素、社会角色及心理变化所带来的身体、情绪、心理等一系列变化。主要症状包括变得悲观甚至绝望，容易激动、恐惧，记忆力下降，失眠等。

【宜吃食物】

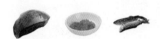

动物肝脏　蛋黄　鱼类

这些食物富含维生素 B，能有效稳定情绪，有利于产后抑郁妇女的康复。

干果　鸡肉　海鲜　谷类

这些含硒丰富的食物，对治疗精神抑郁有良好的食疗效果。

【忌吃食物】

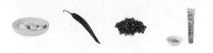

大蒜　辣椒　花椒　芥末

辛、辣、腌、熏类等有刺激性的食物，容易刺激神经，会加重产后抑郁妇女的病情。

【饮食原则】

1 饮食上要摄入全面的营养，可以多吃核桃等健脑益智的食物。

2 吃鱼可改善精神障碍，因为鱼肉中所含的 Ω-3 脂肪酸能产生相当于抗抑郁药的类似作用，使人的心理焦虑减轻。

3 清淡的玫瑰花茶可理气解郁、稳定情绪。

4 适量补充一些营养丰富的食物，有利于增强体质，如南瓜、西红柿、玉米、山药、牛奶、鸡蛋、蜂蜜等。

5 补充足量的水分，能维持脏腑的正常运行，润滑肠道、利二便，从而促进体内有害物质的排泄。

6 忌白酒、咖啡、浓茶等含刺激性物质的饮料，不利于产后抑郁患者保持平和的情绪。

【特别注意】 1. 充足的睡眠能让大脑得到休息。适当放松，如深呼吸、散步、听舒缓优美的音乐等。2. 找好友或亲人交流，尽诉心曲，大哭一场也无妨，尽情宣泄郁闷情绪。

小麦白果竹丝鸡汤

材料

竹丝鸡…………250克

小麦、莲子……各20克

白果、姜片……各适量

调料

盐………………适量

做法

1 将小麦、莲子洗净；白果去壳取肉；鸡肉洗净，切块，备用。

2 将全部材料放入锅内，加适量清水，烧开后转小火煮2小时。

3 加入盐，拌匀调味，盛出即可。

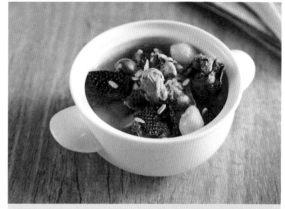

【功效】本品具有清热祛湿、健脾滋补的功效。

茶树菇草鱼汤

材料

水发茶树菇……90克

草鱼肉…………200克

姜片、葱花……各少许

调料

盐………………3克

芝麻油…………3毫升

做法

1 将茶树菇洗净切去老茎，焯水；草鱼肉洗净切成双飞片，备用。

2 取锅注水烧开，倒入茶树菇、姜片，搅匀；加入芝麻油、盐，拌匀，用大火煮至沸；放入鱼片，煮至鱼片变色，盛出，撒入葱花即可。

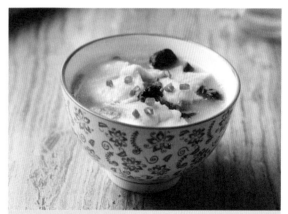

【功效】本品有健肾、清热、平肝、明目、加速新陈代谢的功效。

桂圆糯米粥

材料

水发桂圆·········20克
水发糯米·········80克

调料

白糖··············少许

做法

1 将泡发好的桂圆和糯米洗净，备用。

2 砂锅注水烧开，放入糯米，搅匀，小火煮1小时；再放入桂圆，搅匀，小火再煮30分钟。

3 加入白糖，搅匀，盛出即可。

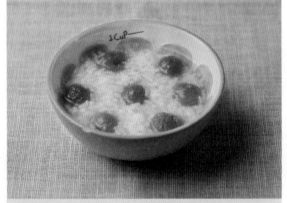

【功效】本品具有温补脾胃、增强免疫力的功效。

清蒸过江鱼

材料

鲤鱼块·········300克
莴笋丝·········80克
香菜、姜片···各少许
高汤·············适量

调料

盐···············少许
食用油·········适量

做法

1 将鲤鱼块洗净，加入少许盐、姜片，腌渍后取出洗净，装入蒸碗中，放入盐、食用油、姜片、少许高汤；放入蒸锅中蒸15分钟，取出。

2 取锅注入高汤，放入洗净的莴笋丝，煮熟，舀出淋在鲤鱼块上，再放上香菜即可。

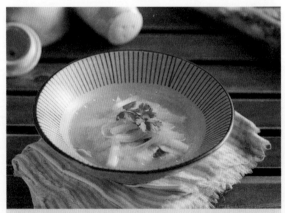

【功效】本品具有益气健脾、补充蛋白质、强身健体的功效。